Navisha Jain
Anil Prashar
Gurpreet Kaur

Ligação indireta

Navisha Jain
Anil Prashar
Gurpreet Kaur

Ligação indireta

Otimizando a Ortodontia Fixa

ScienciaScripts

Cover image: www.ingimage.com

This book is a translation from the original published under ISBN 978-620-8-00987-8.

Publisher:
Sciencia Scripts
is a trademark of
Dodo Books Indian Ocean Ltd. and OmniScriptum S.R.L publishing group

120 High Road, East Finchley, London, N2 9ED, United Kingdom
Str. Armeneasca 28/1, office 1, Chisinau MD-2012, Republic of Moldova, Europe
Printed at: see last page
ISBN: 978-620-8-07613-9

RECONHECIMENTO

Desde já, apresento a minha mais profunda gratidão, o meu profundo agradecimento e as minhas humildes ofertas ao **Deus Todo-Poderoso**, com cujas bênçãos graciosas e abundantes este projeto foi concluído com êxito.

Não tenho palavras para exprimir a profundidade do meu imenso sentimento de gratidão e de respeito pelo meu supervisor**, o Dr. Anil Prashar, Professor e Diretor do** Departamento de Ortodontia e Ortopedia Facial, Desh Bhagat Dental College & Hospital, Mandi Gobindgarh, pelo seu generoso interesse, supervisão e por me ter dado as suas valiosas sugestões no projeto. A forma excecionalmente perfeccionista com que supervisionou o meu trabalho deixa-me em dívida para com ele.

Agradeço ao meu Co-orientador, **Dr. Sukhpal Kaur, do** Departamento de Ortodontia e Ortopedia Facial do Desh Bhagat Dental College & Hospital, Mandi Gobindgarh, cuja orientação competente e encorajamento constante foram de grande ajuda. Tenho o privilégio de expressar a minha sincera gratidão e agradecimento à minha Co-orientadora**, a Dra. Sukhpal Kaur, Professora** do Departamento de Ortodontia e Ortopedia Facial do Desh Bhagat Dental College & Hospital, Mandi Gobindgarh, pelo seu interesse, generosidade invulgar, paciência e orientação inestimável que contribuíram para a realização da minha tarefa.

Agradeço profundamente à **Dra. Gurpreet Kaur, Professora do** Departamento de Ortodontia e Ortopedia Facial do Desh Bhagat Dental College & Hospital, Mandi Gobindgarh, pelas suas valiosas sugestões e pelo seu constante encorajamento.

Os meus sinceros agradecimentos ao **Dr. Rajdeep Kaur, Leitor do** Departamento de Ortodontia e Ortopedia Facial do Desh Bhagat Dental College & Hospital,

Mandi Gobindgarh, pela sua constante orientação, ajuda e encorajamento durante todo o meu projeto.

Agradeço também ao ***Dr. Navpreet Singh,*** *ao* ***Dr. Faizan Ali e*** *ao* ***Dr. Venkateshwaran****, os meus queridos seniores, pela sua cooperação e ajuda amável.*

Agradeço também aos meus colegas, ***Dr. Avkash, Dr. Sahil, Dr. Disha e Dr. Gurmeet, e*** *aos meus colegas,* ***Dr. Amanjot e Dr. Laima****, pela sua amável cooperação e ajuda constante.*

Gostaria especialmente de manifestar a minha gratidão aos meus respeitáveis pais, ***Sr. Anil Kumar e Sra. Monica,*** *às* ***minhas queridas irmãs Aayushi, Mananya e Tanaya*** *e ao* ***meu irmão Arham,*** *sem os quais não teria sido o que sou profissionalmente e que me apoiaram ao longo de toda a minha carreira.*

Gostaria realmente de mencionar os meus amigos ***Dr. Namit, Dr. Lovedeep, Dr. Jasleen, Dr. Archana, Dr. Bir Sukhman Thind*** *pela sua gentileza e apoio.*

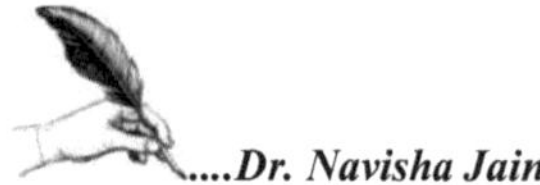

....Dr. Navisha Jain

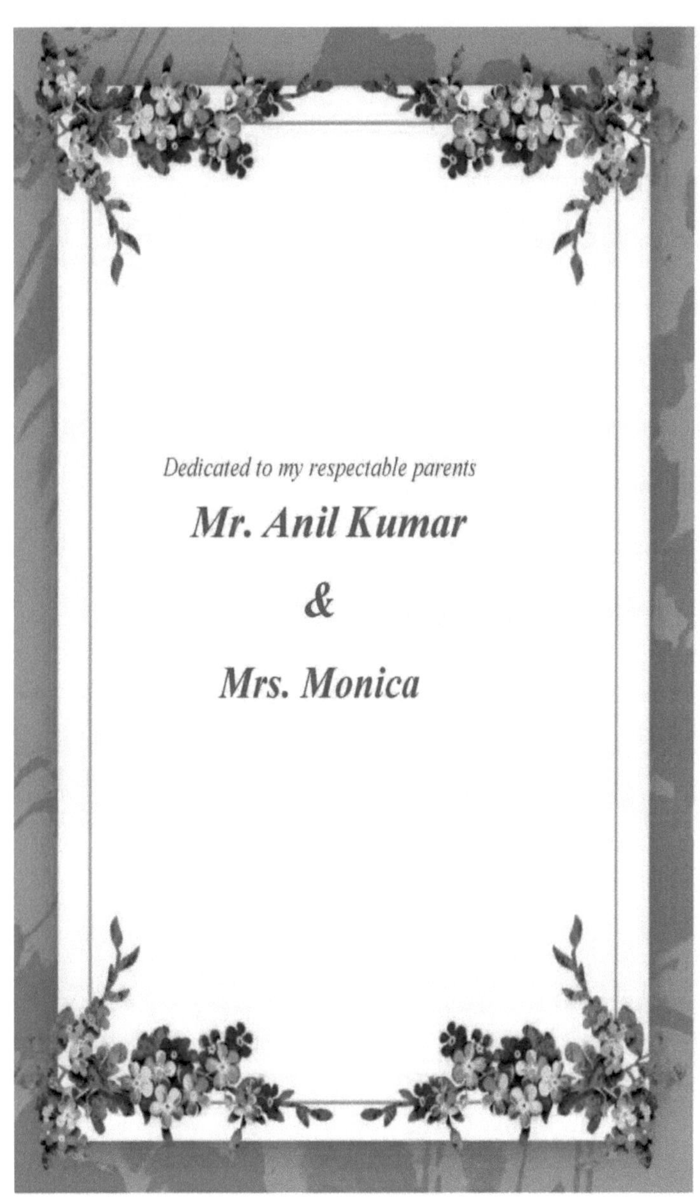
Dedicated to my respectable parents
Mr. Anil Kumar
&
Mrs. Monica

Índice

Introdução

O objetivo da ortodontia moderna resume-se à criação de uma estética facial aceitável, juntamente com uma boa relação oclusal e estabilidade. Para tal, é necessário posicionar cada dente na sua posição apropriada para uma função e aparência óptimas, o que é possível através da aplicação de uma força óptima nos dentes[1] . Esta força óptima é aplicada usando arcos, molas, laços e elásticos, etc., que são transmitidos aos dentes usando um acessório rígido, o bracket. O termo *bracketing*[2] é utilizado para descrever um procedimento de colocação precisa de brackets nas superfícies dos dentes. O bracket é colocado no dente através de uma ligadura ou de uma colagem.

A ligadura foi introduzida por WE Magill em 1871 e é um procedimento incómodo e demorado e em grande parte inestético. Embora tenha havido uma mudança da bandagem de todos os dentes, como na era edgewise, para a colagem de attachments, muitos clínicos ainda preferem bandar os dentes posteriores.

Os brackets ortodônticos foram colados diretamente aos dentes pela primeira vez há cerca de 40 anos. A técnica tem sido modificada e aperfeiçoada desde então e, atualmente, faz parte da prática padrão da terapia com aparelhos fixos.

Desde meados da década de 1970, muitas melhorias foram feitas na colagem, incluindo várias técnicas diretas e indirectas, melhores desenhos de braquetes, melhores sistemas adesivos e uma série de adições úteis ao arsenal laboratorial e clínico. A colagem indireta foi desenvolvida quando os clínicos procuraram uma alternativa à colagem direta tradicional dos acessórios ortodônticos, na sua tentativa de obter um posicionamento mais exato e preciso dos brackets, simplificando ao mesmo tempo os procedimentos na cadeira.

A colagem indireta é descrita como uma técnica em que os brackets ortodônticos ou outros acessórios são transferidos de moldes dentários (também descritos como modelos de trabalho) e colados na dentição utilizando um dispositivo de transferência[3] .

O advento dos aparelhos pré-ajustados aumentou a importância da exatidão na colocação dos brackets, tal como referido por muitos clínicos, como Roth[4] , Meyer e Nelson[5] , Magness[6] , Andrews[7] , Ress[8] .

Com braquetes pré-ajustados, a posição do braquete na coroa determina a ponta final, o torque, a altura e a rotação do dente. Braquetes mal posicionados resultam em dentes mal posicionados e necessitam de muitos mais ajustes de arcos ou braquetes. Em resumo, a colocação exacta do bracket é de importância crítica na aplicação eficiente da biomecânica e na realização de todo o potencial do PEA.[9]

Na era do edgewise, os melhores resultados eram alcançados por aqueles que eram óptimos dobradores de arame; na era do edgewise pré-ajustado, os melhores resultados são alcançados por aqueles que são óptimos na colocação de brackets.[10]

Os oito objectivos definidos pelo American Board Of Orthodontics Objective Grading System em 1998 - alinhamento, cristas marginais, inclinação vestibulolingual, relações oclusais, contactos oclusais, sobressaliência, contactos interproximais e angulação radicular - são facilmente alcançados se os brackets forem colocados com precisão.[11]

Assim, a colocação de acessórios ortodônticos continua a ser um dos procedimentos mais fundamentais e importantes na ortodontia clínica. De facto, quer o clínico utilize qualquer uma das muitas variações de attachments Edgewise pré-ajustados ou standard, a exatidão e a precisão da colocação dos attachments ortodônticos e a retenção previsível dos mesmos durante o tratamento são elementos indispensáveis na procura de uma posição dentária individual superior, como parte do esforço global do tratamento ortodôntico.

McLaughlin et al descreveu a colocação dos brackets como possivelmente a caraterística mecânica mais importante na execução do tratamento ortodôntico e sugeriu que a posição incorrecta dos brackets pode necessitar de vários meses adicionais de tratamento para terminar um caso individual.[12]

Todos os ortodontistas partilham o objetivo de obter excelentes resultados no tratamento clínico dos pacientes. Apesar da sua complexidade, o sucesso do tratamento depende do correto posicionamento dos brackets durante a colagem, o que simplificará as fases subsequentes do tratamento ortodôntico, para além de aumentar a previsibilidade dos resultados. Os brackets ortodônticos são normalmente colocados utilizando uma técnica de colagem direta. A colagem indireta, em que os brackets são colocados num modelo numa fase laboratorial antes de serem colocados com a ajuda de uma moldeira durante uma fase clínica, foi proposta para melhorar a precisão do posicionamento dos brackets. A técnica de colagem indireta destaca-se por permitir melhor visualização tridimensional do posicionamento dos dentes e, consequentemente, maior precisão no posicionamento dos braquetes, uma vez que o procedimento é realizado em laboratório, seguido de transferência para a boca do paciente por meio de moldeiras confeccionadas sob medida. Esta vantagem foi confirmada pelo facto de os erros associados ao posicionamento dos brackets terem sido minimizados quando se optou pela colagem indireta em detrimento da colagem direta, em qualquer um dos três aspectos de observação: altura, posição mesiodistal e angulação. É lógico que quando se tem os dentes na mão, observando-os de todos os ângulos, desde posterior, oclusal, vestibular, lingual, etc., é possível posicionar o bracket com maior precisão do que se o fizermos de forma direta.

É com este objetivo que a colagem indireta ganha pontos em relação aos procedimentos de colagem direta, com muitos estudos a confirmarem a maior precisão da primeira.[13-15]

História da colagem indireta

A colagem indireta foi descrita em pormenor pela primeira vez como um conceito em 1972 por Silverman e Cohen.[16] Eles descreveram um procedimento para colocar braquetes indiretamente nos dentes. O adesivo utilizado era um adesivo de dois componentes. Uma parte consistia num sistema Nuvaseal (L.D. Caulk Company, Milford, Delaware) que era um selante que penetrava na superfície do esmalte. A segunda metade do sistema adesivo era um adesivo experimental desenvolvido pela empresa GAC. A moldeira de transferência utilizada foi uma moldeira Vanguard. O molde foi colocado numa unidade Vanguard e uma bolacha de plástico (1/16") foi centrada sobre o modelo. Foi aplicada pressão manual para moldar a folha sobre a superfície vestibular e lingual de todos os dentes e da gengiva. A moldeira de plástico foi então cuidadosamente removida com os braquetes embutidos nela. O artigo revelou um procedimento passo a passo da técnica de colagem indireta. Os autores concluíram que o novo sistema de colagem oferecia muitas vantagens no que respeita ao conforto do paciente e ao tempo de cadeira.

Silverman et al (1974)[17] utilizaram sistemas NuvaLite para colagem indireta. O método descrito foi o mesmo que o anterior, mas em vez de um sistema de cura química como adesivo, utilizaram um adesivo fotopolimerizável para colocar os brackets nos dentes através da moldeira de transferência. Defenderam mesmo o seccionamento das moldeiras para uma colocação conveniente das moldeiras no interior da boca. Mais tarde, no mesmo ano, solicitaram à Caulk o fabrico de um adesivo mais espesso, tendo sido introduzido o Nuva-Tach[19] . É um adesivo espesso e baseia-se no Nuva-Seal para fluir primeiro e ligar-se mecanicamente ao dente gravado e depois liga-se ao Nuva-Seal quando a moldeira é colocada sobre o dente preparado. No entanto, para uma fixação correta do bracket, Silverman utilizou orifícios na flange para aumentar o bloqueio mecânico e

Cohen enterrou as flanges no próprio adesivo.

Newman G (1974)[18] descreveu as técnicas de colagem direta e indireta utilizando um adesivo epóxi acrilado chamado Bondmor" (Orthobond Company, P.O. Box 11, Midland Park, N.J. 07432, TP Laboratories, P.O. Box 73, LaPorte, Indiana 46350, ou General Orthodontic Laboratories, P.O. Box 298. O autor concluiu que o material era eficiente tanto para a colagem direta como indireta de brackets. No entanto, ele prefere Bondmor para braquetes metálicos com backings metálicos de malha de tela e o sistema adesivo EPAC para braquetes plásticos. Também defendeu a aplicação de ar quente sobre a moldeira de transferência de plástico (moldeira Vanguard - plástico de polietileno) para acelerar a presa, que normalmente requer 10 minutos.

Silverman E, Cohen M (1975)[20] relataram uma grande melhoria na técnica de ligação indireta introduzida por eles em 1974. Os autores introduziram uma nova lâmpada ultravioleta Quick Lite (divisão Clev-Dent da Cavitron Corporation, Cleveland, Ohio), moldada na configuração de meia arcada dentária, e verificou-se que era eficiente na polimerização de uma arcada inteira em 3 minutos. Os autores concluíram que a nova técnica era eficiente, uma vez que um braquete de boca inteira poderia ser completado em 6 minutos.

Brandt S, Servoss JM, Wolfson J (1975)[21] discutiram as vantagens e desvantagens da colagem direta do bracket à superfície do dente. Também elaboraram as técnicas de colagem direta e indireta utilizando um agente adesivo chamado "Protecto" (Lee pharmaceuticals) e concluíram que era excelente para ambas as técnicas. Utilizaram uma fita adesiva de dupla face {Carpetak Tape (Arno) e Doubletak (Jersey)} para fixar os brackets ao modelo. Utilizaram Optosil regular (Unitek) para fazer o tabuleiro de transferência.

Silverman E, Cohen M (1976)[22] relataram um novo agente de ligação para ligação indireta chamado "Autotach", que pode ser carregado na bandeja de brackets e que, uma vez colocado na boca, não necessita de luz ultravioleta para polimerizar - é um material termoendurecível e auto-polimerizante. Os autores concluíram que a utilização deste material poupa muito tempo, o que, por sua vez, ajuda a manter a secura da boca, e prescrevem 20 minutos de tempo total de fixação para ambas as arcadas. Os autores aconselham um adesivo de consistência ligeiramente mais espessa e propriedades semelhantes "solo-tech" para a colocação direta de brackets, o que evitará a flutuação do bracket.

Moin K, Dogon L (1977)[23] descreveram um procedimento para a colagem indireta de attachments ortodônticos. Os brackets foram colocados nos moldes usando cera pegajosa. No entanto, nesta técnica, os brackets permaneciam in situ e não se soltavam com o material de impressão. Isso foi vantajoso, pois os arcos iniciais poderiam ser feitos diretamente sobre os moldes com braquetes. Os autores concluíram que o uso de cera pegajosa para posicionar os braquetes no molde tinha uma grande vantagem porque as correcções podiam ser feitas prontamente até que o alinhamento ideal dos braquetes fosse obtido. Eles não favoreceram a fixação de braquetes no molde usando uma fita dupla face[21] (que eles acharam que não prende os braquetes com segurança e ocorreu deslocamento durante a confeção da bandeja de transferência) e resinas de colagem[16-20] (antes da colagem, a limpeza da base do braquete fora da resina era demorada). O controlo adequado do tempo de presa do sistema adesivo autopolimerizável conciso também contribuiu para o sucesso dos resultados desta técnica, uma vez que os brackets podiam ser colados numa única operação em todos os dentes da arcada dentária maxilar ou mandibular, incluindo os segundos molares.

Simmons MD (1978)[24] utilizou rebuçados de caramelo (Sugar Daddy), amolecidos e pré-carregados numa seringa Centrix. Uma pequena quantidade de caramelo é aquecida a aproximadamente 50°C numa placa quente, ou num pequeno forno, ou numa incubadora. Os braquetes são fixados com uma pinça de algodão e aquecidos ligeiramente num bico de Bunsen. Os brackets são então colocados nos dentes sobre o rebuçado de caramelo. É feita uma impressão do modelo com os brackets em posição, utilizando um material de impressão como Bondosil, Optisil ou Citricon . Qualquer resíduo de caramelo nos brackets é facilmente lavado com água quente. Quando se utiliza o método da cera pegajosa[23] , os brackets permanecem no modelo quando a impressão é efectuada. Cada bracket deve ser removido do molde dentário individualmente e mantido na chama para derreter os resíduos de cera. A vantagem do doce de caramelo é a sua solubilidade em água quente.

Thomas RG (1979)[25] descreveu o procedimento laboratorial para um novo método de colagem indireta. Nesta técnica, ele primeiro pintou o modelo com "Modern Foil" diluído 1:1 com água fria e usou um adesivo auto-polimerizável (concise ou Dyna bond) para colar os braquetes nos modelos. O autor concluiu que esta técnica oferecia uma colocação mais exacta dos brackets com um tempo de cadeira reduzido. Esta técnica foi a primeira a descrever a construção destas bases personalizadas em compósito e utilizou um selante líquido de duas partes para unir os brackets à dentição com a ajuda de uma moldeira de transferência transparente formada a vácuo. Esta técnica simples e exacta ficou mais tarde conhecida como a "Técnica Thomas".

Moshiri F, Hayward M (1979)[26] foram os primeiros a utilizar as moldeiras Biostar {material Bioplast com 2mm de espessura, numa máquina Biostar (Great Lakes Orthodontic Products, Inc.)}. Eles usaram uma seringa pré-carregada de adesivo de laboratório (Unitek corporation). O adesivo de laboratório é resistente ao calor, o que permite o uso da máquina Biostar para confecionar uma moldeira transparente, que apresenta várias vantagens em relação a outros materiais.

Myrberg NEA, Warner CF (1982)[27] utilizou um indicador feito de duas peças de arame quadrado com as mesmas dimensões da ranhura do suporte utilizado, soldadas uma à outra em ângulos rectos e estas foram utilizadas para a colocação dos suportes no molde. Isto foi vantajoso porque foi fácil visualizar e colocar a rotação, a ponta ou o binário construídos através da colocação do suporte. Colocaram os brackets no molde utilizando uma pasta de ligação, pelo que todos os brackets tinham um suporte acrílico. As moldeiras Biostar (folhas de bioplast com 2 mm de espessura) foram utilizadas como moldeiras de transferência. Afirmaram que "A vantagem da técnica de ligação indireta é que se sabe antecipadamente qual a parte da coroa do dente que tem de ser condicionada, e é possível minimizar a área da superfície do esmalte condicionada. Se for utilizado material de ligação em excesso, é muito fácil de remover com um raspador após a presa, uma vez que a maior parte do excesso se espalhará numa área não condicionada da superfície do esmalte"

Fried KH, Newman GV (1983)[28] discutiu uma técnica adesiva "sem mistura" utilizada para a colagem indireta para obter uma boa força de colagem. Os brackets foram colocados no molde utilizando o adesivo de papel de parede "Shur-Stik". Os autores utilizaram um adesivo chamado "pasta adesiva Contacto" que foi dispensado utilizando uma seringa na base do bracket após a preparação da bandeja de transferência. O adesivo de papel de parede foi facilmente lavado, colocando-o sob água corrente quente. Os autores preferiram o EPAC 1 para brackets de plástico e o Bondpor para brackets de porcelana. A moldeira foi então colocada imediatamente na boca e mantida por 3 minutos. Os autores concluíram que a técnica adesiva "sem mistura" era uma técnica fiável para a colagem indireta e que a resistência de colagem dos brackets era boa.

Scholz RP (1983)[29] descreveu em pormenor um procedimento de ligação indireta que coloca os brackets com a maior precisão possível e com o mínimo de tempo de cadeira. O autor utilizou um adesivo temporário chamado "Sugar Daddy" para colocar os brackets no molde. Depois de preparada a moldeira de transferência, esta foi colocada na boca após a colocação de adesivos "no-mix" nas bases dos brackets. O autor concluiu que a colocação de braquetes em toda a boca pode ser feita em menos de 30 minutos, tornando esta técnica simples, eficiente e fiável.

Read MJ (1987)[30] publicou um artigo que descreve um método de ligação indireta utilizando um adesivo curado com luz visível. Os braquetes foram fixados no molde utilizando resina composta fotopolimerizável e esta foi polimerizada com luz visível. A moldeira de transferência foi preparada com bioplast de 2 mm de espessura. O compósito na base do bracket foi limpo e ligeiramente abrasado. O autor concluiu dizendo que a técnica era muito relaxante tanto para o paciente como para o operador e podia ser realizada sem pressa. O autor acrescentou que o tempo necessário para colar brackets numa arcada dentária completa não excedeu os 10 minutos com esta técnica.

Gerkhardt KD, Schope PM (1987)[31] introduziu o sistema de condicionamento controlado (CE) (Scheu Dental). Os brackets foram colocados no molde utilizando o rebuçado Sugar Daddy. Os modelos foram marcados com spray oclusal para diferenciação de cores. As moldeiras Bioplast (folhas Copyplast com 0,5 ou 1mm de espessura) foram utilizadas como moldeiras de transferência. Depois de a moldeira ter sido retirada do molde juntamente com os brackets, a área ficou sem cor e podia ser bem distinguida do molde colorido. Uma nova folha de copyplast foi retirada e formada sobre este modelo e foram cortadas janelas utilizando um bisturi ou carimbos pré-formados que podem ser utilizados para cortar vários tamanhos de brackets no copyplast. Estas janelas correspondem exatamente às áreas onde é necessário fazer a gravação. Estas moldeiras são primeiro colocadas dentro da boca e os dentes são gravados através da janela feita nas folhas de Copyplast. A primeira moldeira com os brackets é então colocada sobre os dentes gravados e o procedimento indireto é realizado de forma habitual. Os autores recomendam este procedimento porque reduz a área condicionada para o tamanho da base do bracket, reduz a possibilidade de irritação gengival, evita a adesão interproximal dos dentes, facilita a remoção do excesso de adesivo, uma vez que o adesivo fora da área condicionada não adere, e facilita a inserção de uma pinça de descolagem entre a base do bracket e o dente.

Read MJ, O'Brien K (1990)[32] realizaram um ensaio clínico para avaliar o desempenho clínico de um adesivo curado com luz visível quando utilizado com um bracket de malha de alumínio numa técnica de ligação indireta. Trinta e sete pacientes foram selecionados para o ensaio e um total de 407 braquetes foram colocados. A incidência e o local de falha da ligação foram registados. Os resultados indicaram que as taxas gerais de falha para dentes anteriores e posteriores, em ambas as arcadas, foram de 6,8% e 5,9%, respetivamente. Os autores concluíram que o material adesivo fotopolimerizável, quando utilizado para a colagem indireta, resultou num desempenho clínico adequado. Afirmaram também que o adesivo fotopolimerizável tem a vantagem sobre o adesivo autopolimerizável quando se utiliza a colagem indireta, uma vez que há menos inclusões de ar durante a colocação da moldeira na boca e obtém-se uma espessura uniforme do adesivo com o primeiro.

Reichheld S, Ritucci R, Gianelly A (1990)[33] descreveu uma técnica de colagem indireta que eliminou a necessidade de uma bandeja de transferência. Foram utilizados brackets que vêm com medidores de altura pré-formados (GAC International Inc., 185 Oval Drive, Central Islip, NY 1722.), encaixados por fricção nas ranhuras do bracket. A base oclusal calibrada do medidor determina a altura do braquete, e sua haste vertical orienta o braquete ao longo do eixo do dente. Colocou-se cera em corda sobre as pontas das cúspides e os apoios oclusais dos calibradores foram estabilizados na cera até contactarem com as superfícies incisais dos dentes e as bases dos braquetes contactarem com as superfícies vestibulares dos dentes, sendo posteriormente estabilizados com cera pegajosa. Foi confeccionada uma tala de polimerização a frio que conecta e cobre os apoios oclusais dos medidores de altura sem indexar os dentes. Esse splint foi utilizado para transferir os braquetes do modelo para a boca. Após o término da colagem indireta, o splint podia ser removido, encaixando-se um calibrador plástico oclusal a cada braquete. Os autores concluíram que este era um método simples e preciso para a colagem indireta sem a utilização de uma moldeira de transferência.

Cooper RB, Gossa M, Hamula W (1992)[34] . Após a introdução dos suportes pré-revestidos com adesivo (APC®) (3M Unitek), Cooper e colaboradores descreveram a utilização destes suportes pré-revestidos na ligação indireta e referiram como vantagens a consistência do revestimento, a facilidade de limpeza e a eliminação de resíduos.

Cooper RB, Sorenson N (1993)[35] fizeram uma avaliação clínica de uma técnica de ligação indireta Thomas modificada[25] para brackets APC metálicos e cerâmicos. Os autores prepararam uma moldeira de transferência feita de um bioplast macio interno de 2 mm e um biocryl transparente externo de 1,5 mm. O primer APC foi aplicado nos dentes antes de colocar a moldeira na boca. Verificaram que houve apenas 1,4% de falhas de ligação numa amostra de 1090 brackets. Os autores concluíram que a principal causa de falha na colagem indireta era a contaminação por humidade. Outra fonte potencial de falha foi a pressão excessiva sobre a moldeira rígida, que poderia distorcer levemente a moldeira de transferência e flexioná-la para longe dos dentes. Em vez da colagem indireta de duas moldeiras com brackets APC fotopolimerizáveis, os autores citam as seguintes vantagens

- Os assistentes consideram-no fácil de aprender e de executar.
- Os passos são reduzidos e o tempo de cadeira é pelo menos 30% menor.
- O adesivo extra permite que sejam efectuadas configurações de caixa individualizadas para rotações excessivas.
- A interface suporte/adesivo é de qualidade constante, uma vez que é aplicada pelo fabricante.
- A visualização e o controlo da humidade são melhorados pela utilização de tabuleiros em acrílico transparente.
- Os anti-sialogogos não são necessários.
- Os resíduos de adesivo são reduzidos através da eliminação de almofadas de mistura, seringas e outros doseadores.
- Os suportes são mais fáceis de identificar pelos assistentes de laboratório porque cada embalagem blister está corretamente marcada e orientada.
- O controlo de inventário é simplificado pela embalagem de suporte único em unidades de cinco.
- A facilidade e a rapidez deste método fazem dele uma técnica indireta de nível de entrada ideal para os profissionais que atualmente só fazem colagem direta. -

Hickham J (1993)[36] utilizou dois sistemas de moldeiras (bioplast 2 mm, bioacryl 1,5 mm) como moldeiras de transferência. Eles usaram adesivo fotopolimerizável para colar os braquetes no molde, mas usaram adesivo autopolimerizável (Excel, Reliance Orthodontic Products Inc., P.O.Box 678,

Itasca, IL 60143) para colar os braquetes usando as moldeiras de transferência transparentes na boca.

Sinha PK, Nanda RS, Ghosh J[37] utilizaram um sistema de colagem indireta termopolimerizável e com libertação de flúor. Utilizaram o adesivo Therma Cure (Reliance Orthodontic Products, Inc., P.O. Box 678, Itasca, IL 60143) para colocar os brackets no modelo. Após a colocação, os modelos foram colocados num forno de bancada, regulado para 325 F, durante 20 minutos para curar. Posteriormente, foi feita uma moldeira de transferência em material de impressão de silicone e misturou-se Maxicure com selante A & B (Reliance Orthodontic Products, Inc., P.O. Box 678, Itasca, IL 60143) - este selante, que contém fluoreto de hidrogénio no seu monómero e cuja presa inicial atinge 1 min - foi aplicado no dente e na parte de trás das bases dos brackets e as moldeira de transferência foram colocadas na boca.

Moskowitz E, Knight LD, Sheridan JJ, Esmay T, Tovilo K (1996)[38] discutiu um novo olhar sobre a colagem indireta. O procedimento que utilizaram foi uma modificação da técnica de Thomas usando compósito therma cure. Os brackets com compósito nas suas bases foram colados diretamente aos moldes de trabalho. Os autores concluíram que a sua modificação da técnica convencional de ligação indireta era altamente previsível e consistentemente reprodutível.

Kasrovi P, Timmins S, Shen A (1997)[39] propuseram uma nova abordagem para a colagem indireta que modificou significativamente o fabrico da moldeira de transferência da colagem indireta e permite a visualização direta e o acesso aos brackets durante as fases laboratorial e clínica do procedimento. De acordo com os autores, as abordagens convencionais à colagem indireta baseavam-se em moldeiras de transferência feitas de materiais que não eram transparentes. Por conseguinte, eram utilizados compósitos autopolimerizáveis e o flash era muito difícil de remover à volta dos brackets quando a moldeira era removida. Se a moldeira tiver sido colocada incorretamente, isso só é revelado após a remoção da moldeira. Depois de os brackets terem sido colocados no molde com o adesivo de laboratório para colagem indireta (3M Unitek), utilizaram medidores de altura de bracket (Allure HT, GAC) dentro de cada slot de bracket e fixaram-nos ao bordo incisal utilizando uma mistura líquida de Dycal (Dentsply International Inc. the L.D Caulk Division). De seguida, aplicaram uma fina camada de agente de união Triad VLC (Dentsply) na porção incisal dos gabaritos dos brackets e utilizaram uma pequena gota de gel Traid (rosa claro) (Dentsply) para fixar cada gabarito de bracket ao bordo incisal ou à ponta da cúspide de cada dente, servindo assim como um batente oclusal para assentar a moldeira.

O gel foi polimerizado numa unidade de polimerização Triad durante um minuto. Após a colocação da moldeira na boca, foi possível verificar o ajuste da moldeira, devido à sua transparência, e o adesivo fotopolimerizável pôde ser utilizado com vantagem. As bitolas dos braquetes foram cortadas com alicates de ligadura e removidas posteriormente com alicates Weingart ou Howe. Os autores concluíram que a técnica era altamente previsível e reprodutível, o que incluía a precisão da colagem indireta e o aumento do tempo de trabalho da resina fotopolimerizável.

Read MJ, Pearson A (1998)[40] publicou um artigo sobre um método de colagem indireta fotopolimerizável. Depois de posicionar os brackets no molde, a moldeira de transferência foi feita com um material chamado "Memosil CD" (Heraeus Kulzer, Inc., 4315 S. Lafayette Blvd., South Bend, IN 46614), que era um elastómero à base de silicone de viscosidade média e que era transparente quando endurecido. O material foi fornecido num sistema de catridge duplo com pontas descartáveis para simplificar a mistura e a aplicação. O material foi colocado de forma a cobrir todas as superfícies vestibulares, oclusais e linguais dos dentes a serem colados. O molde e a moldeira Memosil foram embebidos em água fria durante 20 minutos, o que permitiu retirar a moldeira e os brackets embutidos do molde. Os dentes a serem colados foram condicionados como de costume. A moldeira pôde então ser colocada na boca e fotopolimerizada. Os autores concluíram que o Memosil CD era um material ideal e que este método produziu muito poucas falhas de ligação.

Sondhi A (1999)[10] publicou um artigo sobre uma técnica de ligação indireta eficiente e eficaz utilizando uma nova resina - a resina de ligação indireta de presa rápida da Sondhi (3M Unitek), concebida especificamente para este fim. Foi desenvolvida para ultrapassar as deficiências dos sistemas disponíveis, uma vez que todas as resinas e procedimentos tinham sido originalmente concebidos para a colagem direta e, subsequentemente, foram apenas adaptados para a colagem indireta. A resina tem um tempo de presa rápido de 30 segundos, o que complementa a rapidez do sistema de adesão indireta, que não requer um tempo de trabalho prolongado quando a moldeira está colocada na boca. O adesivo fotopolimerizável Transbond XT foi utilizado para posicionar os brackets no modelo. As moldeiras de transferência foram preparadas usando material de massa ou moldeiras duplas da Bioplast e as folhas de bioacryl foram formadas a partir da biostar (Great Lakes Orthodontics, Tonowanda, NY). Depois de os dentes terem sido condicionados e secos, foram pintadas pequenas quantidades de resina de ligação indireta A e resina B nas superfícies dos dentes e nas bases dos brackets, respetivamente. A moldeira foi posicionada sobre os dentes durante 2 minutos e depois removida. O autor concluiu que a força de ligação era excelente e que este sistema de ligação indireta tem sido utilizado em casos pediátricos, adultos e ortognáticos.

White L (1999)[41] publicou um artigo sobre uma nova e melhorada técnica de colagem indireta. O autor utilizou cola pegajosa para colar os suportes no molde. Em seguida, utilizou a pistola de cola quente de dupla temperatura "Sure Bonder" (estas colas térmicas são amplamente utilizadas na indústria e na construção civil), que utiliza um polímero de etileno acetato de vinilo, aprovado pela FDA, não tóxico e não cancerígeno, para formar uma matriz fundida em toda a superfície lingual e oclusal. Depois de a cola arrefecer e endurecer, o molde foi submerso em água durante 30 minutos para dissolver a cola pegajosa e separar a matriz e os brackets do molde. A matriz de pistola de cola quente com os brackets embutidos estava pronta para o procedimento de colagem indireta. O autor concluiu dizendo que a matriz de cola quente oferece um método fiável e barato de transferir braquetes colocados com precisão para os dentes e, uma vez que a cola é transparente, podem ser utilizados adesivos de cura à luz para colocar os braquetes nos dentes.

Kalange JT (1999)[42] publicou um artigo sobre o procedimento para a colocação ideal de aparelhos com brackets APC utilizando colagem indireta. O autor também apresentou uma marcação pormenorizada das linhas de referência no molde, utilizando as cristas marginais como pontos de referência. Os braquetes APC foram colocados nas suas posições ideais e o molde foi mantido numa unidade de fotopolimerização Triad 2000 durante quatro minutos. Foram feitas moldeiras personalizadas com material de alta viscosidade. Os dentes foram condicionados e secos como habitualmente. Os braquetes foram então colados indiretamente aos dentes utilizando o adesivo de colagem indireta de secagem rápida Sondhi. O autor concluiu dizendo que a utilização de brackets APC tinha uma vantagem, uma vez que não era necessário colocar compósito nas bases dos brackets, o que ocupava uma quantidade considerável de tempo no laboratório. Apresentou também a programação e o estudo do tempo para subprocedimentos na colagem indireta da arcada completa, de modo a que todo o seu potencial pudesse ser utilizado para gerir eficaz e eficientemente o consultório dentário.

Collins J (200)[43] propôs a técnica JC Endirect (South Bend Orthodontics,

P.O. Box 324, Lakeville, IN 46536) para a colocação de brackets sobre o molde. Um novo adesivo de ligação ultra-viscoso, solúvel em água e tenaz, JC Endirect, foi desenvolvido para ultrapassar o problema da deriva do bracket no molde. O autor defende a marcação da superfície do dente com uma caneta fluoroscente, que elimina a necessidade de um meio de separação, ao mesmo tempo que proporciona uma ajuda visual para melhorar a precisão da colocação dos brackets. As linhas e modelos traçados podem ser verificados sob luz ultravioleta para verificar a exatidão das marcações. O mesmo foi utilizado para verificar a contaminação das bases dos brackets por adesivo de bracket-to-cast, em que a luz negra identifica quaisquer marcas de adesivo remanescentes na inspeção final.

Hodge TM, Dhopatkar AA, Rock WP, Spary DJ (2001)[44] no seu artigo descreveu a colagem indireta rentável para motivar os ortodontistas de todo o Reino Unido a utilizarem esta técnica simples e precisa que estavam relutantes em utilizá-la no seu consultório.

White LW (2001)[45] no seu artigo utilizou essencialmente a mesma técnica que descreveu anteriormente[47], exceto que prefere utilizar o Prompt-L-Pop (ESPE America, Inc., 1710 Romano Drive, P.O. Box 2000, Plymouth Meeting, PA 19462), um adesivo autocondicionante à base de água, tudo-em-um, fornecido numa unidade descartável de aplicação única. O condicionador e o selante são combinados, e não é necessário enxaguar após a aplicação. De acordo com o autor, a utilização do Prompt-L-Pop juntamente com a ponta Power Slot (Reliance Orthodontic Products, P.O. Box 678, Itasca, IL 60143), que pode concentrar o feixe de luz ultravioleta e curar o dente em apenas 3 segundos, permite poupar muito tempo e é económica para a sua utilização em consultórios dentários.

Melsen B, Biaggini P (2002)[46] descreveu um novo sistema, o Ray Set (Biaggini Medical Devices, SRL, Viale San Bartolomeo 105, 19126 La Spezia, Itália. Desenvolvido em conjunto com a Artiglio SNC, Parma, Itália), que foi concebido para proporcionar a máxima precisão na colagem indireta sem uma configuração de diagnóstico. O Ray Set permite ao clínico colar brackets pré-ajustados para que os resultados reflictam os valores prescritos, independentemente de quaisquer variações na altura do bracket e na forma dos dentes individuais. Como resultado, assim que um fio de tamanho normal é inserido, as superfícies vestibulares serão submetidas às correcções de 1ª, 2ª e 3ª ordem desejadas sem a necessidade de ajustes de acabamento. Tal como acontece com o TARG, o sistema de ligação indireta lingual desenvolvido por Kurz e colegas[73] em colaboração com a Ormco, o sistema Ray Set é capaz de compensar os desvios anatómicos através da modificação das bases dos brackets com adesivos de ligação.

Miles PG (2002)[47] descreveu a utilização de Filtek-Flow (3M ESPE Dental Products, P.O. Box 33275, St. Paul, MN 55133) na colagem indireta. É um compósito fluido preenchido, utilizado em dentisteria de restauração para preparações de abrasão a ar e túneis, para cavidades rasas de Classe V, como revestimento ou base de cavidades e como selante de fissuras. O autor referiu as seguintes vantagens da utilização de compósitos fluidos preenchidos:

- Reduz os espaços vazios na interface esmalte-resina, que demonstraram enfraquecer a resistência da ligação indireta.[11]
- É suficientemente fluido para permitir uma aplicação fácil na base do suporte, mas suficientemente viscoso para se manter no lugar antes de o tabuleiro ser assente.
- A ponta metálica fina da seringa permite uma aplicação precisa e controlada da quantidade necessária de compósito na base personalizada.
- Permite o ajuste do adesivo por comando depois de verificada a colocação correta do tabuleiro.

- Quando se utiliza uma luz de plasma para a polimerização, a colagem completa de primeiro molar a primeiro molar pode ser efectuada em menos de oito minutos.

McCrostie HS (2003)[48] também descreveu o método de fotopolimerização dos braquetes no molde e nos dentes e utiliza um protocolo semelhante ao descrito por Read e Pearson (1998)[46] . Ele usa Memocil CD (Heraeus Kulzer, 4315 S. Lafayette Blvd., South Bend, IN 46614) como material da moldeira de transferência. O autor concluiu dizendo que este sistema é mais simples, mais rápido, mais eficiente, menos dispendioso e mais confortável para os pacientes.

Rajagopal R, Venkatesan A, Gnanashanmugham K, Babu SH (2004)[49] descreveu uma técnica de ligação indireta que deixa uma malha livre de adesivo antes da ligação. Uma tira de 10 mm de fita adesiva "Micropore" (3M) foi espalhada numa placa de vidro com o lado adesivo para cima e os brackets foram colocados sobre a fita, que foi depois dividida cortando a fita à volta de cada bracket. Foi aplicada uma gota de cola de cianoacrilato no lado não adesivo de cada pedaço de fita "Micropore" (3M Center, St. Paul, MN 55144). A fita "Micropore" aderiu ao molde devido à forte ligação da cola de cianoacrilato, uma vez que as bandejas de transferência foram removidas do molde, deixando os brackets sem adesivo incorporados na bandeja de transferência. Foi aplicado um agente de cimentação à base de resina Heliosit (Ivoclar Vivadent, Inc., 175 Pineview Drive, Amherst, NY 14228) nas bases dos brackets. Os autores concluíram que este procedimento foi muito eficiente, pois o adesivo da fita "Micropore" não obstrui a malha do braquete e, portanto, não requer um procedimento de limpeza demorado.

Echarri P, Kim TW (2004)[50] introduziu um sistema de transferência de moldeiras duplas para colagem indireta vestibular e lingual. Os braquetes foram posicionados sobre o molde. Uma ligadura elastomérica é esticada através de cada slot do braquete e sobre as asas do tirante oclusal para bloquear os slots durante a fabricação da moldeira de transferência. As asas do tirante oclusal são então bloqueadas oclusalmente com cera. Utiliza-se acrílico fotopolimerizável para fabricar as moldeiras de transferência unitárias. O acrílico deve ser estendido até às asas de amarração gengival de cada bracket, mas não por baixo das asas gengivais. É feito um sulco na superfície oclusal de cada moldeira, que é marcado com o número do dente. O bracket é então fixado à moldeira com uma ligadura elastomérica esticada desde as asas do tirante gengival até à ranhura oclusal no acrílico. Depois de todas as moldeiras unitárias terem sido feitas, é fabricada uma moldeira de silicone a partir de material de impressão de silicone para cobrir todas as moldeiras unitárias e transferi-las para a boca. Após a colagem, a moldeira de silicone é removida primeiro, e as moldeiras unitárias podem então ser removidas uma a uma sem deslocar nenhum dos braquetes. Os autores propuseram as seguintes vantagens para a sua técnica

- Reduz o tempo de cadeira em comparação com as moldeiras convencionais de um só dente, permitindo a colagem simultânea de todos os brackets da arcada.

- As moldeiras são fáceis de remover sem deslocar os suportes.

- O excesso de adesivo pode ser removido das áreas gengivais antes da polimerização.

- A colagem progressiva pode ser utilizada se for indicada por apinhamentos ou rotações.

- As moldeiras unitárias podem ser utilizadas para uma colagem precisa em qualquer altura durante o tratamento, sem receio de distorção da moldeira.

Kalange JT (2004)[51] publicou um artigo que analisa as vantagens da ligação indireta. Ele categorizou as vantagens da ligação indireta em

- Vantagem clínica - que lida com as questões diretamente relacionadas com a execução do tratamento ortodôntico; ou seja, como a colagem indireta ajuda na mecânica de tratamento "prática"
- Vantagem técnica - diz respeito aos aspectos que maximizam a precisão incorporada nos aparelhos.
- Tempo em movimento combinado com ergonomia e eficiência - envolve a realização bem sucedida de objectivos e o seu efeito na condição física dos médicos.

Miyazawa K, Miwa H, Goto S, Kondo T (2004)[52] descreveu um método em que as facetas laminadas indirectas foram utilizadas como moldeiras de transferência para colagem indireta. Os dentes foram seccionados do molde e marcados; os brackets foram colocados em dentes individuais com compósitos autopolimerizáveis. Os brackets foram então cobertos com um material de impressão de silicone macio e os dentes individuais de gesso foram vacuformados com folhas de plástico que foram posteriormente cortadas de acordo com a anatomia dos dentes. Estas actuaram como moldeiras de transferência individuais para a colocação dos brackets. A superfície do esmalte foi tratada com ácido poliacrílico a 20% (Orthoconditioner, GC, Tóquio, Japão) e o cimento de ionómero de vidro (Fuji Ortho LC, GC, Tóquio, Japão) diluído até metade da sua viscosidade foi misturado e pintado na superfície do esmalte numa camada fina e depois fotopolimerizado para formar uma base de revestimento. De seguida, as moldeiras individuais foram colocadas no dente e os brackets foram polimerizados com compósito fotopolimerizável. Os autores concluíram dizendo que este método não requer o condicionamento do esmalte e que a libertação de flúor do GIC confere uma proteção adicional aos dentes.

Miklus VG, Alibert JP, White SN (2005)[53] descreveram no seu artigo um procedimento para cortar as moldeiras de transferência de silicone para facilitar a sua remoção sem descolar acidentalmente os brackets. O sistema de corte utilizado consistiu num comprimento de fio de ligadura torcido à volta de um anel acrílico. Este foi colocado sobre a superfície oclusal dos brackets e foi incorporado na moldeira de transferência de silicone. Durante a remoção da moldeira da boca, esta foi puxada para cortar o silicone ao longo das superfícies oclusais dos braquetes, separando a moldeira em porções oclusolingual e vestibular. Este método pode ser utilizado com silicones transparentes (como o Memosil) ou matrizes de cola quente, mas não com moldeiras termoformadas ou outros materiais que não são facilmente cortados por um fio.

Fortini A, Giuntoli F, Franchi L (2007)[54] apresentaram uma modificação da técnica proposta por White ,[4145] . Eles usaram resina composta em vez de um adesivo solúvel em água para unir os braquetes ao molde de trabalho, o que reduz a quantidade de excesso de adesivo. A utilização de um compósito fluido como agente de ligação permite que qualquer excesso à volta da base do bracket seja facilmente removido com um raspador ultrassónico. Também aplicaram uma camada fina de material de impressão de silicone de média viscosidade para evitar que a cola térmica se infiltrasse nas cavidades dos brackets (White sugeriu uma cobertura parcial dos brackets com as moldeiras de transferência, recomendando que a cola fosse mantida afastada das ranhuras dos brackets para evitar problemas durante a remoção da moldeira), permitindo uma cobertura completa dos brackets sem aumentar significativamente o custo do procedimento. A camada de silicone facilita a remoção da moldeira de transferência e reduz o risco de descolagem. A extensão da matriz de cola para as superfícies vestibulares dos dentes aumenta a rigidez da moldeira de transferência, evitando a distorção da matriz e reduzindo erros no posicionamento dos braquetes.

Husain A, Ansari T, Mascerenhas R, Shetty S (2009)[55] utilizaram uma plataforma acrílica modificada na qual a massa é colocada apenas nas superfícies vestibular e labial, proporcionando um acesso mais fácil para a fotopolimerização (a massa que cobre as superfícies palatinas impede a fotopolimerização a partir do lado palatino ou oclusal). Também utilizaram duas alças em forma de L, que foram incorporadas na face vestibular da moldeira de transferência de massa, utilizando o excesso de massa, e foram apertadas entre si para alargar a moldeira de transferência, permitindo a colocação dos braquetes em ângulo reto com as superfícies dentárias, quando esta foi inserida na boca. Isto evitou que a inserção oclusogengival de uma moldeira de transferência fizesse com que o bracket revestido a adesivo raspasse ao longo do longo eixo de cada dente, resultando numa distribuição mais irregular do adesivo em comparação com a colocação perpendicular da colagem direta.

Soo PP,Green BM, Sondhi A (2009)[56] Na colagem indireta, aparece por vezes um defeito de camada superficial branca na base de resina personalizada quando os brackets são colados ao modelo de pedra com um adesivo hidrofílico. Supôs-se que esta camada superficial poderia estar relacionada com a inibição de oxigénio. A microscopia eletrónica de varrimento e a microanálise de raios X foram utilizadas para corroborar que este defeito é causado pela inibição de oxigénio durante a formação das bases de resina. Foi preparada uma série de bases de ligação indireta com braquetes metálicos revestidos com adesivo hidrofílico (APC PLUS, 3M Unitek, Monrovia, Califórnia) e hidrofóbico (APCII, 3M Unitek), seccionados e visualizados em secção transversal. O resultado indicou que, com o adesivo hidrofílico, foi observado um defeito de camada branca de 30 a 40 m na base de resina personalizada após enxaguamento e secagem. Este defeito não foi observado, no entanto, quando se utilizou a cola hidrofóbica.

Quando os mesmos testes foram realizados sob uma manta de nitrogénio inerte, a camada branca porosa não estava presente em nenhum dos adesivos. A microanálise de raios X também mostrou níveis elevados de silício e oxigénio na camada porosa, em comparação com o volume. Estes resultados indicam que o defeito da camada branca teve origem na formação de uma camada superficial inibida pelo oxigénio durante a cura, seguida da lixiviação da resina quando o tabuleiro de colagem foi lavado. O facto de esta camada não corresponder à superfície lisa com cor de resina normalmente observada pode ser motivo de preocupação para os clínicos; se assim for, a camada pode ser eliminada através da polimerização das bases de ligação em condições inertes. Além disso, não constitui um obstáculo a uma adesão efectiva.

Cozzani M, Menini A, Bertelli A(2010)[57] descreveram no seu artigo, máscaras de condicionamento para colagem indireta para reduzir a área de superfície a ser condicionada. O método que descreveram foi um método semelhante ao sistema de gravação controlada (CE)[31] , no qual foram cortadas janelas utilizando bisturi ou carimbos pré-formados na folha Copyplast. Estas janelas correspondem exatamente às áreas onde a gravação tem de ser feita. Estas moldeiras são inicialmente colocadas dentro da boca e os dentes são condicionados através da janela feita nas folhas de Copyplast. A primeira moldeira com os brackets é então colocada sobre os dentes gravados e o procedimento indireto é realizado de forma habitual. Os autores recomendam este procedimento porque reduz a área condicionada ao tamanho da base do bracket e facilita a remoção do excesso de adesivo, uma vez que o adesivo fora da área condicionada não adere.

T. M. HODGE (2014)[58] descreveram em seu artigo que os "benefícios" da colagem indireta, em grande parte não comprovados, até agora não conseguiram impressionar e motivar os ortodontistas do Reino Unido a adotar a técnica. No entanto, tem havido um recente ressurgimento do interesse na técnica indireta, particularmente nos EUA, devido em grande parte às melhorias tecnológicas, que incluem:

- A disponibilidade de tabuleiros de transferência feitos de material transparente que permitem a utilização de resinas compostas fotopolimerizáveis, em vez dos compósitos autopolimerizáveis, que se verificou serem particularmente difíceis de remover em redor dos brackets após a colocação
- A utilização de gabaritos de colocação de brackets, em vez de uma bandeja de transferência, ligados através de uma tala acrílica curada a frio moldada nos apoios oclusais dos gabaritos de altura de brackets
- Um sistema de transferência "dual-tray" com compósito quimicamente curado
- O desenvolvimento de brackets pré-revestidos com adesivo
- A utilização de um sistema de ligação indireta termopolimerizável e com libertação de fluoreto
- A utilização de um sistema adesivo termocurado com suportes APC
- A utilização de uma pistola de cola quente de dupla temperatura para formar a matriz do tabuleiro de transferência para utilização com uma técnica indireta que utiliza um compósito quimicamente curado

Natalice Sousa de Oliveira (2019)[59] estudou para comparar a precisão da colagem direta virtual e convencional de acessórios ortodônticos. Uma única configuração virtual (manequim odontológico com má oclusão de Classe I) serviu de base para a geração do modelo de referência (tratado virtualmente) e dos modelos de intervenção (10 modelos digitais e 10 modelos sólidos, obtidos por meio de prototipagem). Um total de 560 dentes foi então distribuído igualmente entre um grupo de ortodontistas (Grupo I, colagem direta; e Grupo II, colagem virtual), trabalhando em dois intervalos de tempo diferentes. As posições individuais dos acessórios foram medidas após a sobreposição tridimensional com um software personalizado. A colagem virtual possibilitou a obtenção de um posicionamento mais preciso dos acessórios ortodônticos. A potencial precisão desse método traz novas perspectivas para o refinamento dos protocolos de colagem indireta.

Narita S (2022)[60] desenvolveu uma nova técnica, o sistema Jiyugaoka Enjoyable Treatment (JET), para completar o tratamento ortodôntico num curto espaço de tempo. Implica a utilização do fenómeno de aceleração regional (RAP), forças contínuas leves e baixa fricção em casos que envolvam extração. No sistema JET, a extração dentária não só cria espaço, como também desencadeia o RAP; assim, a extração dentária acelera o tratamento ortodôntico. Descrever pela primeira vez como utilizar o sistema JET para encurtar o tempo de tratamento num paciente em que foram extraídos quatro pré-molares.

Ligadura VS Colagem

A colocação de bandas é um passo importante na nossa prática ortodôntica. A colocação de bandas envolve a utilização de tiras finas de aço inoxidável, chamadas bandas, que são apertadas à volta dos dentes e cimentadas ao dente. As bandas são anéis metálicos finos, que são colocados normalmente nos dentes molares para fixar os aparelhos. O tamanho do material da banda para dentes decíduos anteriores: 0,003 × 0,125 × 2 polegadas, bicúspides: 0,004 × 0,150 × 2 polegadas, molares primários: 0.005 × 0.180 × 2 polegadas, molares permanentes: 0,006 × 0,180 × 2 polegadas (ESPESSURA × LARGURA × ALTURA). O aço inoxidável é o material mais comummente utilizado. O material da banda em rolo (8 pés) está disponível nos seguintes tamanhos 0,125 × 0,003, 0,150 × 0,004, 0,180 × 0,006, 0,180 × 0,005, 0,150 × 0,005, 0,125 × 0,004.

INDICAÇÕES PARA A APLICAÇÃO DE LIGADURAS:

- Dentes que recebem forças intermitentes pesadas contra a fixação; é a principal indicação para a colocação de bandas.
- Dentes que necessitam de fixação labial e lingual, tais como molares com tubos de arcos extrabucais e linguais.
- Dentes com coroa clínica curta ou superfícies vestibulares redondas, os brackets colados são difíceis de colocar corretamente.
- Em adolescentes jovens, os dentes recentemente erupcionados com margens gengivais elevadas favorecem a colocação de bandas em vez de colagem.

CONTRA-INDICAÇÕES PARA A COLOCAÇÃO DE LIGADURAS:

- Instrumentação elaborada e competências necessárias
- Os dentes com bandas são mais propensos a cáries e descalcificação
- Pode ocorrer supraerupção do dente oposto

VANTAGENS DA APLICAÇÃO DE BANDAS:

- É possível soldar ou soldar o acessório, o que aumenta a retenção. Facilita a fixação de auxiliares tanto por vestibular como por lingual.
- As bandas proporcionam uma superfície ampla e facilitam a fixação de múltiplos auxiliares que podem ser posicionados com precisão num ambiente extra-oral, seguido de um único procedimento de cimentação.
- Fiabilidade superior devido a uma melhor resistência às interferências oclusais.
- As áreas interproximais estão bem protegidas pela banda.
- A remoção da banda, juntamente com os acessórios, é fácil.

DESVANTAGENS DA APLICAÇÃO DE BANDAS:

- Procedimento demorado em comparação com a colagem
- Dificuldade em manter a higiene oral
- Risco de cárie dentária sob a banda se esta se soltar por perda de cimento
- Dificuldade de aplicação de ligaduras em caso de dentes com forma aberrante
- Dificuldade em efetuar procedimentos como o stripping proximal
- A colocação da banda abrirá pequenos espaços no arco
- Os acessórios mais largos não podem ser utilizados com bandas.

REQUISITOS IDEAIS DO MATERIAL DA BANDA:

- Deve ajustar-se o mais possível aos contornos dos dentes, melhorando assim a colocação do acessório na relação com o dente
- Não deve estender-se subgengivalmente mais do que o necessário
- Deve resistir à deformação sob tensão na boca
- Resistir à oxidação
- Elasticidade inerente

As forças exercidas pelos aparelhos são transmitidas aos dentes através das bandas molares. Os terminais dos aparelhos fixos são colocados nos dentes molares, mais frequentemente nos primeiros molares permanentes. A fase ativa do tratamento com aparelhos ortodônticos fixos leva em média dois anos para ser concluída. Antes do advento das técnicas de colagem do esmalte, o uso de bandas ortodônticas nos primeiros molares permanentes era universal. Muitos ortodontistas continuam a preferir as bandas nos molares devido à crença de que as taxas de insucesso e a fiabilidade são menores. Com as melhorias no design das bandas (micro-condicionamento, caraterísticas inovadoras de retenção mecânica), seguiram-se novas reduções nas taxas de insucesso. Simultaneamente, os tubos molares colados tornaram-se cada vez mais populares, uma vez que os avanços no design dos acessórios e na ciência dos materiais levaram a um melhor comportamento de sobrevivência.

Seria tentador postular que a ligadura seria mais desconfortável para os pacientes, uma vez que o acessório envolve fisicamente todo o dente e a colocação pode envolver trauma na gengiva. No entanto, não foi demonstrada qualquer diferença entre bandas e ligaduras, foram registados baixos níveis de desconforto e os doentes toleraram bem ambos os acessórios. As ligações dos primeiros molares têm uma taxa de insucesso mais elevada do que as bandas dos primeiros molares. Os primeiros molares permanentes com ligaduras demonstraram níveis mais elevados de desmineralização pós-tratamento do que os primeiros molares com ligaduras. Os pacientes não sentiram qualquer diferença no desconforto ao ligarem ou colarem os primeiros molares permanentes como parte do tratamento com aparelhos fixos.

A colagem é um método de fixação de acessórios diretamente sobre a superfície do esmalte do dente, utilizando resinas adesivas. Foi em 1977 que foi publicada a primeira avaliação detalhada pós-tratamento da colagem direta, durante um período completo de tratamento ortodôntico numa grande amostra de pacientes. Hoje em dia, a maioria dos ortodontistas cola direta ou indiretamente os acessórios ao dente. No final da década de 1960, Buonocore sugeriu que era a formação de etiquetas de resina que causava a adesão da resina ao esmalte condicionado por ácido. A resina penetra nas micro porosidades do esmalte condicionado e resulta numa ligação micromecânica. Com o passar do tempo, foram testadas variações na duração do procedimento de condicionamento ácido e na concentração do ácido fosfórico, bem como ácidos alternativos para o condicionamento do esmalte. Com a invenção da ortodontia, os ortodontistas costumavam unir os dentes para corrigir a má oclusão. Mas a ligadura era um procedimento incómodo, pelo que as pessoas procuravam continuamente um procedimento que pudesse ultrapassar todas as possíveis dificuldades da ligadura. Finalmente, com o advento do condicionamento ácido, desenvolveu-se um novo conceito em ortodontia, que levou a enormes mudanças na ortodontia. A colagem tinha algumas vantagens sobre a ligadura.

- Esteticamente superior
- Mais rápido e mais simples
- Menos desconforto para o paciente
- O comprimento do arco não é aumentado
- Colocação precisa do suporte
- As colagens são mais higiénicas, aumentam a saúde gengival e periodontal
- Dentes parcialmente erupcionados/fracturados podem ser colados
- É possível a redução do esmalte M-D (proximal)

- As áreas interproximais são acessíveis para a construção de compósitos
- O risco de cáries sob bandas soltas é eliminado
- Não existem espaços de banda para fechar no final do tratamento

TIPOS DE LIGAÇÃO

Colagem direta: A colagem direta é a técnica em que os acessórios são colocados diretamente na superfície do dente com a utilização de adesivo. Para uma colagem eficaz, o operador tem de ser capaz de avaliar a posição correta dos acessórios e de os colocar rapidamente e com precisão.

Colagem indireta: A colagem indireta é feita através da colocação dos brackets num modelo no laboratório, utilizando depois um molde ou moldeira para transferir o posicionamento do laboratório para os dentes. A vantagem é a localização mais precisa dos brackets que é possível no laboratório.

VANTAGENS DA COLAGEM INDIRECTA

De acordo com Thomas RG[25]

- A colagem indireta permite uma colocação mais precisa dos brackets, durante a fase laboratorial, a visão é óptima e o tempo não é crítico. Os brackets podem ser posicionados com precisão no modelo do paciente e alterados se necessário.
- A colagem indireta diminui o tempo de colocação do aparelho na cadeira de 2 a 3 horas para 25 a 45 minutos. Assim, aumenta a eficiência do consultório.
- Menor desconforto para o paciente, uma vez que a separação já não é necessária. Além disso, as longas consultas de colagem e colocação de ligaduras são encurtadas.

- As cáries interproximais podem ser detectadas mais rapidamente e restauradas, se necessário, sem bandas no caminho.
- Reduz o risco de cáries e descalcificação, como é possível sob bandas, especialmente bandas soltas.
- Melhoria da saúde dos tecidos durante o tratamento.
- Oclusão - "O que se vê é o que se obtém". Assentamento mínimo no tratamento colado.
- Os dentes parcialmente erupcionados podem ser rapidamente controlados. Não é necessário esperar pela erupção total para cimentar a banda.
- Não há espaço de banda para fechar após a conclusão.
- Reduz o dispendioso inventário de bandas.
- Novas técnicas ou aparelhos podem ser experimentados sem um inventário dispendioso.
- Melhor aceitação geral por parte dos doentes relativamente à estética e facilidade de colocação

De acordo com Fried KH, Newman GV[28] descobriram que os brackets ligados indiretamente parecem ter uma maior força de ligação porque os brackets são posicionados com pressão durante o período de presa de 3-5 minutos com a moldeira de matriz. A pressão aumenta a adesão ao evitar a formação de bolhas de ar, reduzindo a contração e promovendo uma linha de cola fina.

Além disso, a humidade é excluída do tabuleiro da matriz e a polimerização tem lugar num ambiente mais seco

De acordo com Hickham J[36] , os brackets sugeridos aderem melhor aos dentes devido a uma menor condensação do hálito e subsequente contaminação por humidade dos dentes gravados e selados. A moldeira indireta rígida também mantém os brackets em posições estáveis enquanto o compósito cura.

Kalange JT[51] publicou um artigo que analisa as vantagens da ligação indireta. Ele categorizou as vantagens da ligação indireta como

- *Vantagem clínica* - que trata das questões diretamente relacionadas com a execução do tratamento ortodôntico; ou seja, como a colagem indireta ajuda na mecânica do tratamento= hands-on'.
- *Vantagem técnica* - diz respeito aos aspectos que maximizam a precisão incorporada nos aparelhos.
- *Tempo em movimento combinado com ergonomia e eficiência* - envolve a realização bem sucedida de objectivos e o seu efeito na condição física dos médicos.

Outras vantagens da colagem indireta são:

- Melhoria da capacidade de ligação de dentes posteriores
- Proposta como modo de colocação obrigatório em ortodontia lingual
- Maior facilidade de re-ligação de brackets - as matrizes podem ser armazenadas e podem ser utilizadas para re-ligação do bracket no mesmo local.
- Capacidade mais fácil de incorporar sobrecorrecções
- Melhor entrada/saída e melhor controlo vertical
- Menos colocação de aparelhos
- Ergonomia globalmente mais saudável
- A visualização de cada dente não é um problema - o molde do paciente é segurado na mão. A colocação de cada bracket pode ser medida com

precisão com qualquer medidor que o clínico escolha. Na colagem indireta, não há pressão sobre o clínico para tomar decisões rápidas porque o campo | | | está sempre seco, facilmente acessível e o adesivo tem um tempo de trabalho virtualmente ilimitado.

- Permite individualizar e otimizar o resultado do nosso tratamento.
- Menos stress físico e mental.
- Melhoria da saúde da articulação temporomandibular[51] - o alinhamento adequado do rebordo marginal e as posições de contacto alcançadas durante as fases de nivelamento e alinhamento criam um melhor ambiente funcional e uma plataforma mais estável para efetuar alterações antero-posteriores importantes. Isto evita contactos prematuros e interferências desnecessárias dos dentes à medida que as más oclusões de Classe II ou Classe III mudam para Classe I
- Menos "tropeções" e menos reabsorção radicular[51] - a colagem indireta com base na prescrição realiza o nivelamento, alinhamento, pormenorização e acabamento ao mesmo tempo. O efeito líquido disto produz um menor deslocamento geral do dente, menos interferência oclusal durante a correção da relação molar e do fecho do espaço, menos tropeções e potencialmente menos reabsorção radicular.
- Maior estabilidade pós-tratamento[51] - a colagem indireta diminui significativamente a quantidade de detalhes do dente, resultando num período mais longo para as fibras gengivais se reorganizarem e proporcionarem estabilidade pós-tratamento.

DESVANTAGENS DA LIGAÇÃO INDIRECTA:

Thomas RG[25] sugeriu que:

- Os dentes com coroas, grandes restaurações vestibulares ou restaurações acrílicas não aderem.

- Por vezes difícil em coroas clínicas muito curtas.
- Sensível à técnica - A técnica correta deve ser seguida à risca. As pessoas que têm medo da mudança provavelmente ficarão relutantes em experimentar a técnica

De acordo com Hickham J[41] sugeriu: Qualquer técnica que não una as arcadas superior e inferior simultaneamente diminui as vantagens do controlo da humidade, estabilidade e rapidez. A dependência de laboratórios comerciais anula a experiência, o conhecimento e o julgamento do ortodontista. O médico leva apenas um minuto para verificar as posições dos braquetes nos modelos. Como qualquer técnica de colagem, a colagem indireta depende da manutenção de um campo seco para ser eficaz. Isto é impossível sem uma evacuação eficiente da saliva. Os clínicos devem seguir uma rotina invariável para obter resultados previsíveis.

De acordo com Husain A[55] sugeriu: A inserção oclusogengival de uma moldeira de transferência faz com que o bracket revestido a adesivo raspe ao longo do longo

eixo de cada dente, resultando numa distribuição mais irregular do adesivo em comparação com a colocação perpendicular da colagem direta.

De acordo com Zachrisson & Brobakken[61] sugeriram: As bases dos braquetes não foram colocadas mais perto da superfície do dente (o que diminuiu a força de adesão) {isso está em contradição com os achados de Fried KH, Newman GV[29] . Era difícil trabalhar limpo e remover o excesso de adesivo flash à volta das bases dos brackets (leva a inflamação gengival e descalcificação e não facilita a descolagem). O adesivo de colagem não preenche toda a superfície de contacto. Assim, não são evitados os rebaixos artificiais e as áreas de deficiência que são susceptíveis de promover a descalcificação).

Como Sheridan J afirmou numa entrevista[62] disse: "A vantagem é uma maior precisão na colocação dos brackets. A desvantagem é a possibilidade de um desastre se as moldeiras de transferência não estiverem completamente assentes.

Outras desvantagens incluem

- Necessidade de conjuntos adicionais de impressões
- Os attachments posteriores têm maior probabilidade de falhar se o paciente abusar do aparelho, por exemplo, mastigando gelo
- O custo pode ser uma preocupação se as impressões forem enviadas para um laboratório para serem preparadas.

Estudos comparativos Ligação direta versus ligação indireta

Os brackets ortodônticos foram colados diretamente aos dentes pela primeira vez há mais de 20 anos. A técnica tem sido modificada e aperfeiçoada desde então e tem sido tão amplamente adoptada que se pode dizer que se tornou parte do padrão de cuidados para aparelhos fixos. A grande maioria dos ortodontistas cola pelo menos os dentes anteriores. A colagem indireta, introduzida em 1972, parecia oferecer mais vantagens, mas não estava isenta de problemas. Embora o tempo de cadeira e a precisão no posicionamento dos braquetes parecessem excelentes, os adesivos utilizados exigiam ativação por luz ultravioleta. Esta última situação causava stress ao operador, porque havia sempre o risco de o adesivo começar a endurecer antes de a férula ser colocada ou de não endurecer quando a férula fosse removida.

A aplicação da quantidade correta de adesivo para fixar os brackets aos dentes envolvia adivinhação com todos os sistemas adesivos, pelo que os vazios e excessos de adesivo eram comuns. Zachrisson e Brobakken compararam a colagem direta e indireta e concluíram que a colagem direta tinha menos falhas, permitia uma remoção mais fácil do flash e produzia brackets mais ajustados à superfície do dente com menos espaços vazios. Thomas introduziu uma técnica de ligação indireta que parecia corrigir essas deficiências e talvez simplificar também a descolagem pós-tratamento. A resina composta foi usada para fixar os braquetes em modelos que foram revestidos com um meio líquido de separação. Isto permitiu que os brackets fossem posicionados com precisão contra os dentes com a quantidade certa de adesivo. Quando o adesivo é fixado, forma-se, de facto, uma almofada de ligação personalizada para cada dente. Em seguida, foi utilizada uma resina não preenchida de dois componentes para colar os dentes. Uma camada fina de uma das partes foi aplicada à resina composta endurecida nas almofadas de ligação e uma camada fina da outra parte foi aplicada nos dentes. Assim, os problemas de tempo de trabalho e quantidade de adesivo foram praticamente eliminados.

FORÇA DE LIGAÇÃO

Zachrisson B, Brobakken B (1978) realizaram um estudo clínico comparativo entre a colagem direta e a colagem indireta com diferentes tipos de brackets e adesivos. Foi efectuado um ensaio clínico longitudinal em quarenta e duas crianças com idades compreendidas entre os 11 e os 15 anos. O desenho do estudo incluiu comparações entre quadrantes, onde os braquetes metálicos com bases de malha ou perfuradas foram colados direta ou indiretamente com três adesivos diferentes. Um total de 444 brackets e tubos bucais foram colados para o estudo. Os resultados indicaram que i) os adesivos com partículas de carga pequenas eram mais higiénicos do que os adesivos com partículas de carga grandes e grosseiras. ii) os brackets com base em rede eram mais limpos e colavam melhor do que os brackets com base perfurada. iii) a colagem direta era provavelmente mais higiénica, com ligações mais fortes do que a colagem indireta.

Hocevar RA, Vincent HF (1988)[63] realizaram um estudo invitro para determinar as forças de ligação na ligação direta e indireta de brackets ortodônticos com almofadas de ligação de malha de alumínio. A amostra consistiu em 41 pré-molares maxilares humanos recém-extraídos, dos quais 18 foram usados para colagem direta e 23 foram usados para colagem indireta. O procedimento de colagem indireta utilizado foi o descrito por Royce Thomas. Os resultados mostraram que não houve diferenças significativas na resistência entre os grupos com colagem direta e indireta. Os autores concluíram que o método de ligação indireta prometia uma força de ligação semelhante.

Milne JW, Andreasen G, Jakobsen J (1989)[64] realizaram um estudo comparativo das forças de adesão de brackets colados direta e indiretamente em 48 incisivos e 48 pré-molares extraídos de dentes humanos. Metade dos dentes da amostra foram colados por meio de bisGMA altamente preenchido pelo método de colocação direta e a outra metade foi colada com o mesmo adesivo no método indireto. Todos os braquetes foram submetidos a testes de resistência à tração e ao cisalhamento utilizando a máquina de ensaios universal Instron. Os resultados indicaram que as resistências à tração e à união não mostraram diferenças estatisticamente significativas entre os dois métodos de aplicação de brackets. Os autores concluíram que a seleção de um método de ligação em detrimento de outro pode, portanto, ser determinada pela precisão do posicionamento do bracket e pela conveniência no manuseamento dos materiais.

Shiau et al (1993)[65] observaram que a técnica indireta 'Thomas' para fixação de brackets produz uma interface não presente na técnica direta, ou seja, uma interface compósito-selante envelhecida. O objetivo do seu estudo era determinar se uma interface enfraquecida era produzida por uma técnica indireta Thomas modificada (o selante era misturado antes da colocação dos brackets) quando o compósito era envelhecido durante 7 dias. O sistema de braquetes em esmalte foi investigado in vitro através da comparação das resistências ao cisalhamento de braquetes metálicos e cerâmicos colados a dentes bovinos pelo método direto e indireto. Os resultados do seu estudo foram os seguintes

- Uma superfície de compósito envelhecida (até 7 dias), produzida na técnica indireta "Thomas" modificada, não é suscetível de comprometer a resistência de ligação dos brackets fixados por esta técnica.
- Não foi encontrada qualquer evidência que sugira que um compósito envelhecido predisponha o sistema esmalte-braquete a falhar na

interface selante-compósito.

- Todos os espécimes estavam isentos de defeitos marginais após a colagem ao esmalte condicionado, conforme determinado por estereomicroscópio.
- As resistências de ligação dos brackets colocados pela técnica direta e indireta são semelhantes. A fratura ocorreu principalmente na interface bracket-compósito, independentemente do tipo de bracket (metal ou cerâmica) ou do método de fixação do bracket (direto ou indireto).

Yi GK, Dunn WJ, Taloumis L (2003)[66] realizaram um estudo para comparar a resistência ao cisalhamento de brackets ortodônticos colados aos dentes com técnicas de colagem direta e indireta. Cinquenta e quatro pré-molares extraídos foram montados em blocos de acrílico e divididos aleatoriamente em 2 grupos. Num grupo, os brackets ortodônticos foram colados utilizando o método de colagem indireta e no outro grupo foi utilizado o método de colagem direta. Setenta e duas horas depois, os braquetes foram colocados numa máquina de testes e submetidos a uma força de cisalhamento com uma velocidade de cruzeta de 1mm / minuto. Os resultados indicaram que não houve diferença significativa na resistência ao cisalhamento entre os dois grupos. A comparação dos restos de resina entre os grupos direto e indireto não sugeriu qualquer diferença significativa nas pontuações ARI. Os autores concluíram que não havia evidência que sugerisse uma diferença na resistência de união entre as técnicas de união direta e indireta.

Miles PG, Weyant RJ (2003)[67] comparou e avaliou as taxas de insucesso clínico das resinas compostas de ligação quimicamente curadas Sondhi Rapid Set (SD) e Maximum Cure (MC) quando utilizadas numa técnica de ligação indireta. Quarenta pacientes consecutivos que cumpriam os critérios de inclusão foram distribuídos por grupos alternados num desenho de estudo de boca dividida. No grupo 1, os quadrantes maxilar direito e mandibular esquerdo foram colados indiretamente com adesivo SD, enquanto os quadrantes contralaterais foram colados com adesivo MC. O Grupo 2 teve os lados opostos colados ao Grupo 1. Um paciente foi perdido de cada grupo. Durante um período de observação de 6 meses, todos os brackets soltos foram registados e os dados comparados com um teste de Wilcoxon sign-rank. O resultado do estudo foi que ambos os adesivos quimicamente curados (SD e MC) examinados neste estudo eram adequados para a colagem indireta de brackets. O adesivo SD apresentou um número de roturas sete vezes superior ao do adesivo MC em ambas as arcadas (P = 0,0001)

Klocke A, Shi J, Kahl-Nieke B, Bismayer U (2003)[68] investigou a força de ligação com a técnica de ligação indireta de base personalizada. Nesta investigação in vitro, foram colados brackets de aço inoxidável a 100 incisivos bovinos permanentes, utilizando a técnica de Thomas, a técnica de Thomas modificada e a colagem direta fotopolimerizável para um grupo de controlo. Foram formados os seguintes cinco grupos de 20 dentes cada: (1) técnica Thomas modificada com compósito de base termicamente curado (Therma Cure) e selante quimicamente curado (Maximum Cure), (2) técnica Thomas com compósito de base termicamente curado (Therma Cure) e selante quimicamente curado (Custom I Q), (3) técnica Thomas com compósito de base fotopolimerizável (Transbond XT) e selante quimicamente polimerizável (Sondhi Rapid Set), (4) técnica Thomas modificada com adesivo de base quimicamente polimerizável (Phase II) e selante quimicamente polimerizável (Maximum Cure), e (5) grupo de controlo colado diretamente com adesivo fotopolimerizável (Transbond XT). Os resultados do estudo foram que as resistências médias de união nos grupos 3, 4 e 5 não foram significativamente diferentes umas das outras. Os grupos 1 e 2 apresentaram resistências de ligação significativamente mais baixas do que os grupos 3, 4 e 5 e uma maior probabilidade de falha de ligação. Tanto a técnica original (grupo 2) como a técnica modificada (grupo 1) da Thomas conseguiram obter resistências de união comparáveis às do grupo de controlo de união direta fotopolimerizável.

Klocke A, Shi J, Kahl-Nieke B, Bismayer U (2003)[69] investigou a resistência de união do adesivo de cianoacrilato em combinação com uma técnica de união indireta. Foi investigada a influência de dois factores na resistência de união ao cisalhamento: (1) tipo de adesivo (cianoacrilato Smartbondt, selante de compósito Sondhi Rapid Sett) e (2) tempo de descolagem (30 minutos e 24 horas após a colagem). Foram utilizados brackets baseados em malha de aço inoxidável. Embora a resistência de união não tenha sido significativamente diferente para os dois períodos de tempo de descolagem, foram encontradas medições de resistência de união significativamente mais baixas para o adesivo de cianoacrilato. A análise de Weibull indicou que existia um risco acrescido de falha de ligação a níveis de tensão clinicamente relevantes para a ligação indireta com o adesivo de cianoacrilato.

Klocke A, Shi J, Kahl-Nieke B, Bismayer U (2003)[70] no mesmo ano também investigou a resistência de união para uma técnica de união indireta de base personalizada utilizando um primário hidrofílico em superfícies dentárias contaminadas com humidade. Os brackets de aço inoxidável foram colados a 100 incisivos bovinos permanentes utilizando um adesivo compósito de base personalizada fotopolimerizável, um selante quimicamente polimerizável e o primário hidrofílico Transbond MIPt (3M-Unitek, Monrovia, Califórnia). Foram formados cinco grupos (A-E) de 20 dentes cada, de acordo com o tempo de contaminação (antes ou depois da aplicação do primário) e o tipo de contaminante (água destilada ou saliva): A, grupo de controlo sem contaminação; B, contaminação com saliva antes da aplicação do primário; C, contaminação com água antes da aplicação do primário; D, contaminação com saliva antes e depois da aplicação do primário; e E, contaminação com água antes e depois da aplicação do primário. A conclusão do seu estudo foi que

1) A força de ligação para a técnica de ligação indireta da base personalizada com o primário hidrofílico não foi significativamente diferente nos grupos sem contaminação e com contaminação por água ou saliva antes da aplicação do primário.

2) A contaminação por humidade após a aplicação do primário hidrofílico resultou em medições de resistência de união significativamente mais baixas em comparação com a resistência de união para o esmalte não contaminado. Embora os valores médios de resistência de união do grupo D (contaminação por saliva) e do grupo E (contaminação por água) tenham sido medidos para estes grupos, a análise de Weibull indicou um maior risco de falha de união a níveis de stress clinicamente relevantes.

Klocke A, Shi J, Kahl-Nieke B, Bismayer U (2004)[71] determinou a influência de um intervalo de tempo reduzido antes da descolagem na resistência ao corte de brackets de aço inoxidável colados com uma técnica indireta de base personalizada. Um total de 135 incisivos mandibulares permanentes bovinos foi dividido aleatoriamente em nove grupos de 15 espécimes cada. Foram investigadas três combinações de compósito de base e selante: (1) compósito de base Phase II, selante Custom I.Q., (2) compósito de base Phase II, selante Maximum Cure, e (3) compósito de base Transbond XT, selante Sondhi Rapid Set. A resistência ao cisalhamento foi medida em três intervalos de tempo de descolagem diferentes: (1) tempo de remoção da moldeira de transferência, conforme recomendado pelo fabricante, (2) 30 minutos após a colagem do selante, e (3) 24 horas após a colagem do selante. Para os grupos colados com os selantes Maximum Cure ou Sondhi Rapid Set, não se verificou qualquer influência do tempo de descolagem na resistência de união ao cisalhamento. Os grupos de selantes Custom I.Q. apresentaram medições de resistência de união significativamente mais baixas quando descolados no tempo recomendado para a remoção da moldeira, e a análise de Weibull indicou um risco mais elevado de falha de união em níveis de tensão clinicamente relevantes. Todas as combinações de compósito base-selante apresentaram uma resistência de união aceitável 30 minutos e 24 horas após a colagem do selante.

Klocke A, Shi J, Kahl-Nieke B, Tadic D, Vaziri F (2004)[72] analisou a influência da idade do compósito de base personalizado na resistência da ligação indireta. Cento e cinquenta incisivos mandibulares bovinos permanentes foram divididos aleatoriamente em 10 grupos de 15 espécimes cada. Os brackets de aço inoxidável foram colados aos dentes através da técnica de ligação indireta Thomas, utilizando duas combinações diferentes de compósito e selante de bases personalizadas: (1) compósito Phase II quimicamente curado e selante Custom I.Q. quimicamente curado, e (2) compósito Transbond XT fotopolimerizado e selante Sondhi Rapid Set quimicamente curado. As bases personalizadas compósitas foram pré-envelhecidas durante 24 horas e durante 7, 15, 30 e 100 dias. Os testes de resistência ao cisalhamento para as duas combinações de compósito e selante não mostraram diferenças significativas. O pré-envelhecimento do compósito da base personalizada até 30 dias não afectou a resistência de união ao cisalhamento, e os valores médios de resistência de união excederam 15 MPa nestes grupos. No entanto, as medições da resistência de união para os grupos com um compósito de base personalizado envelhecido durante um intervalo mais longo (100 dias) antes da polimerização do selante foram significativamente mais baixas. Com base nos resultados deste estudo, os clínicos podem utilizar com segurança compósitos de base personalizada envelhecidos até 30 dias quando utilizam a técnica de ligação indireta Thomas.

Polat O, Karaman AI, Buyukyilmaz T (2004)[73] avaliou a resistência ao cisalhamento (SBS) dos sistemas de ligação indireta disponíveis no mercado. Para o estudo in vitro, 60 pré-molares extraídos foram divididos em três grupos. No grupo indireto I, os braquetes foram colados em modelos com resina laboratorial Therma Cure e transferidos para os dentes com resina Custom IQ para colagem indireta. No grupo indireto II, os dentes foram fixados a modelos com Transbond XT e transferidos com Sondhi Rapid Set. No grupo de colagem direta, os brackets foram colados diretamente aos dentes com Transbond XT. Os SBS foram avaliados e as comparações foram feitas. No estudo in vivo, a metade esquerda da arcada superior e a metade direita da arcada inferior foram coladas usando a resina de ligação indireta da Sondhi e a metade direita da arcada superior e a metade esquerda da arcada inferior foram coladas usando Therma Cure como uma resina de laboratório e Custom IQ como uma resina de ligação clínica. As taxas de falha dos brackets foram seguidas durante nove meses. O resultado mostrou que não houve diferenças significativas entre o grupo indireto I e o grupo direto ($P > .05$), enquanto ambos produziram valores de SBS significativamente mais elevados em comparação com o grupo indireto II. A avaliação da sobrevivência da ligação no estudo in vivo não mostrou diferenças entre os dois sistemas de ligação indireta disponíveis.

Miles PG, Weyent RJ (2005)[74] comparou e avaliou as taxas de insucesso clínico da resina composta de ligação quimicamente curada Maximum Cure (MC) e da resina fotopolimerizável Filtek Flow (FF) quando utilizadas numa técnica de ligação indireta. Um total de 112 pacientes consecutivos que satisfaziam os critérios de seleção foram atribuídos a grupos alternados num desenho de estudo de boca dividida. No Grupo 1, os quadrantes maxilar direito e mandibular esquerdo foram colados indiretamente com o adesivo MC, enquanto os quadrantes contralaterais foram colados com o adesivo FF. No Grupo 2, os lados colados foram opostos aos do Grupo 1.

Um paciente do grupo 1 foi perdido, pelo que o paciente adjacente do grupo 2 foi excluído. Durante um período de observação de seis meses, todos os brackets soltos foram registados e os dados foram comparados com um teste de Wilcoxon. Dos 2468 brackets colocados, 36 com o adesivo MC soltaram-se (taxa de falha de 2,9%) em comparação com 30 no grupo FF (taxa de falha de 2,4%, P = 0,95). Na arcada maxilar, 12 braquetes dos quadrantes MC soltaram-se contra 24 do grupo FF (P = .02). Na arcada mandibular, 24 braquetes dos quadrantes MC soltaram-se durante o período de observação de seis meses em comparação com seis dos quadrantes FF (P = .03). Estes resultados sugerem que ambos os adesivos examinados neste estudo (MC e FF) são adequados para a colagem indireta de brackets. As taxas de insucesso foram baixas para ambos os adesivos, pelo que qualquer um deles poderia ser recomendado para uso clínico, sendo a escolha ditada mais pela preferência do operador.

Krug AY, Conley RS (2005)[75] compararam a resistência ao cisalhamento de braquetes ortodônticos colados indiretamente, utilizando duas unidades de cura de alta velocidade - um LED e uma luz de arco de plasma de xénon - e uma luz de cura de halogéneo convencional. Os resultados do seu estudo mostraram que os brackets colados com a unidade de halogéneo falharam a uma taxa de 3 por paciente; os colados com a unidade de LED falharam a uma taxa de 0,33 por paciente, e os colados com a luz de arco de plasma falharam a uma taxa de 0,27 por paciente. Não se registou qualquer diferença significativa entre as três unidades no que diz respeito à falha da ligação. A diferença na velocidade das três luzes de polimerização foi observada clinicamente e comprovada estatisticamente. A luz de halogéneo necessitou de 31,47 segundos por bracket, o LED 21,40 segundos por bracket e a luz de arco de plasma 7,53 segundos por bracket. A diferença entre cada par de unidades foi altamente significativa ($p < .001$)

Linn BJ, Berzins WD, Dhuru VB, Bradley TG (2006)[76] avaliou e comparou a resistência de união ao cisalhamento e os locais de falha de união de brackets colados aos dentes, utilizando dois protocolos de materiais de união indireta e uma técnica de união direta. Sessenta pré-molares humanos extraídos foram recolhidos e divididos aleatoriamente em três grupos. O grupo de colagem direta (grupo 1) utilizou um adesivo fotopolimerizável e um primer (Transbond XT). Um grupo de ligação indireta (grupo 2) consistiu num primer de cura química (Sondhi Rapid Set) e adesivo fotopolimerizável (Transbond XT), enquanto o outro grupo (grupo 3) utilizou um primer fotopolimerizável (Orthosolo) e adesivo (Enlight LV). Quarenta horas após a colagem, as amostras foram descoladas. As resistências de cisalhamento médias foram de 16,27, 13,83 e 14,76 MPa para os grupos 1, 2 e 3, respetivamente. Uma análise de variância unidirecional não revelou qualquer diferença significativa na força de ligação média entre os grupos (P = 0,21). Além disso, uma análise de Weibull mostrou que todos os três grupos testados forneceram uma taxa de sobrevivência superior a 90% em níveis normais de força mastigatória e ortodôntica. Para cada dente, foi determinada uma pontuação do Índice de Remanescente Adesivo (IRA). Verificou-se que o grupo 2 tinha uma pontuação ARI significativamente mais baixa (P < .05) em comparação com os grupos 1 e 3. Além disso, os coeficientes de correlação de Pearson não indicaram uma forte correlação entre a força de adesão e a pontuação do IRA dentro ou entre todos os grupos.

Daub J, Berzins DW, Linn BJ, Bradley TG (2006)[77] avaliou a resistência ao cisalhamento (SBS) de um método/adesivo de colagem direta e dois métodos/adesivos de colagem indireta após termociclagem. Sessenta pré-molares humanos foram divididos em três grupos. Os dentes do grupo 1 foram colados diretamente com Transbond XT. Os dentes do grupo 2 foram colados indiretamente com Transbond XT/Sondhi Rapid Set, que é quimicamente curado. Os dentes do grupo 3 foram colados indiretamente com Enlight LV/Orthosolo e fotopolimerizados. Cada amostra foi submetida a uma termociclagem entre 5°C e 55°C durante 500 ciclos. A média de SBS nos grupos 1, 2 e 3 não foi estatisticamente diferente (13,6 com DP de 2,9, 12,3 com DP de 3,0 e 11,6 com DP de 3,2 MPa, respetivamente; P > 0,05). No entanto, quando esses valores foram comparados com os resultados de um estudo anterior usando o mesmo protocolo, mas sem termociclagem, o SBS foi reduzido significativamente (P = 0,001). A análise de Weibull mostrou ainda que o grupo 3 tinha a taxa de sobrevivência de ligação mais baixa no intervalo mínimo de força de ligação clinicamente aceitável. O Índice de Remanescente Adesivo também foi determinado, e o grupo 2 teve uma percentagem significativamente (P < .05) mais elevada de falhas de ligação na interface resina/esmalte.

Thiyagarajah S, Spary DJ, Rock WP (2006)[78] publicou um artigo para comparar as taxas de insucesso da colagem entre as técnicas direta e indireta para a colagem de brackets ortodônticos através de um ensaio clínico prospetivo, randomizado e controlado, cego e único, realizado em dois centros. Esse estudo foi realizado no Birmingham Dental Hospital e no Good Hope Hospital, em Sutton Coldfield. Trinta e três indivíduos que cumpriam os critérios de inclusão foram selecionados a partir de listas de espera ortodônticas e atribuídos a um dos dois grupos de estudo de acordo com um desenho de estudo de boca dividida. O número e o local das falhas de braquetes entre os tipos de dentes foram registados ao longo de 1 ano. A análise estatística foi efectuada através de testes de qui-quadrado. Os resultados do estudo indicaram que não havia diferenças significativas nas falhas de ligação entre a ligação direta e indireta ou nos tipos de dentes das falhas.

Deahl ST, Salome N, Hatch JP, Rugh JD (2007)[79] comparou a prevalência de falhas de colagem, o número de consultas e o tempo de tratamento entre a colagem direta e indireta de brackets em pacientes tratados em consultórios privados de ortodontia em San Antonio, Austin e Texas. Foi recolhida uma amostra de conveniência em 11 consultórios de ortodontia; 5 ortodontistas (772 pacientes) utilizaram uma técnica de ligação direta e 6 (596 pacientes) utilizaram uma técnica indireta. No total, foram examinados 29.963 braquetes em 1.368 pacientes. As falhas de colagem foram registadas por número de dente e por paciente durante 10 dias consecutivos de prática. Além disso, os ortodontistas relataram o tempo de tratamento e o número de visitas para cada um dos seus 10 pacientes completos mais recentes. Este estudo baseado na prática não mostrou nenhuma diferença nas taxas de insucesso entre a colagem direta e indireta. Para além disso, o tempo total de tratamento e o número de consultas não diferiram entre as duas técnicas.

Thompson MA, Drummond JL, BeGole EA (2008)[80] estudaram a resistência de união de variáveis de base personalizadas na técnica de união indireta. As variáveis foram uma resina composta fluida preenchida como adesivo, leve abrasão a ar da almofada de bracket de compósito curado e humedecimento da almofada de bracket de compósito curado com uma resina não preenchida. A amostra de 240 brackets foi dividida em 2 grupos de 120 cada. O primeiro grupo foi ainda dividido em 4 grupos de 30 cada. Os braquetes foram colados aos incisivos bovinos com uma resina composta fluida preenchida (Filtek, 3M ESPE, St Paul Minn), mas as almofadas dos braquetes foram preparadas de forma diferente nos 4 grupos: foi aplicada resina não preenchida (Orthosolo, Ormco, Glendora, Califórnia), a superfície foi lixada a ar, seguida da aplicação de uma resina não preenchida (Orthosolo), e um grupo de controlo. Uma amostra correspondente de 120 brackets foi colada sem o compósito fluido como adesivo. As diferentes preparações das almofadas dos brackets foram escolhidas para representar as várias técnicas que os clínicos utilizam na colagem indireta. A resistência de união ao cisalhamento foi medida numa máquina de testes universal. Os resultados da análise ANOVA de duas vias mostraram diferenças significativas na resistência de união ao cisalhamento entre as diferentes preparações de superfície, mas não entre a utilização e a não utilização de compósito fluido. O teste de Scheffé mostrou que a média da resistência de união ao cisalhamento da superfície abrasionada a ar foi significativamente maior do que todas as outras preparações de superfície. A abrasão a ar das superfícies de compósito do bracket-pad ortodôntico na colagem indireta aumentou a resistência de união ao cisalhamento, enquanto que a utilização de compósito fluido não afectou a resistência de união.

ACURACIA

Aguirre MJ, King GJ, Waldron JM (1982)[13] realizou uma avaliação clínica para determinar as vantagens e desvantagens das técnicas de colagem direta e indireta de brackets. As duas técnicas foram comparadas no que respeita a i) colocação do bracket ii) força de ligação iii) taxa de insucesso iv) tempo clínico e laboratorial envolvido nos dois procedimentos. Onze pacientes do Departamento de Ortodontia da Universidade da Flórida foram selecionados para o estudo. As arcadas maxilar e mandibular foram divididas em hemiarcos, sendo que o lado esquerdo foi colado por uma técnica e o lado direito pela outra, conforme determinado pelo lançamento de uma moeda. Para avaliar o posicionamento dos braquetes, foram tiradas fotografias de cada dente colado e comparadas com o mesmo dente do lado oposto da arcada. Os dentes a serem extraídos também foram colados e testados em um dispositivo de teste Instron para verificar a resistência da colagem após a extração. Os resultados indicaram que não houve diferenças estatisticamente significativas na colocação de braquetes verticais. As únicas excepções foram os caninos superiores, onde a técnica indireta produziu melhores resultados, e os segundos pré-molares inferiores, onde os brackets colados diretamente foram colocados mais perto do ideal. A colocação angular dos brackets mostrou diferenças significativas nos caninos maxilares e mandibulares, sendo as ligações indirectas mais precisas. As falhas de braquetes foram de 4,5% para a técnica indireta e de 5,3% para a técnica direta. Isso contradiz os achados de Zachrisson & Brobakken[24] . O tempo médio necessário para a realização da técnica de colagem direta foi de 42,18 minutos. A técnica indireta e o procedimento laboratorial exigiram 53,73 minutos, dos quais o tempo clínico efetivo foi de 23,91 minutos. Os autores concluíram que a técnica de colagem indireta pode proporcionar uma colocação eficiente dos brackets em muito menos tempo de consultório, o que compensa o custo envolvido no procedimento laboratorial.

Koo BC, Chung CH, Vanarsdall R (1999)[14] realizaram um estudo in vitro para avaliar a precisão da colocação de brackets para técnicas de colagem direta e indireta. Dezenove conjuntos de má oclusão de classe II duplicados foram divididos em três grupos: (i) um conjunto para colocação ideal de braquetes (ii) nove conjuntos para colagem direta (iii) nove conjuntos para colagem indireta. A posição de cada braquete colado destes dois grupos de colagem foi comparada com a do mesmo dente do grupo ideal em termos de altura do braquete, posição meso-distal e angulação. Os resultados indicaram que a ligação indireta produziu melhores resultados na altura do bracket para o segundo pré-molar superior direito e para o incisivo central inferior esquerdo. A colagem direta mostrou melhores resultados na angulação do incisivo lateral superior direito. Os autores concluíram que a técnica de ligação indireta proporcionou uma melhor colocação dos brackets no que diz respeito à altura dos brackets do que a ligação direta.

Hodge TM, Dhopatkar AA, Rock WP, Spary DJ (2004)[15] realizou um ensaio clínico randomizado comparando a precisão da colocação direta versus indireta de brackets. 26 pacientes consecutivos que necessitavam de aparelhos pré-ajustados edgewise MBT superior e inferior tiveram seus segmentos labiais colados direta ou indiretamente de acordo com um sistema de alocação de boca dividida. Antes e depois da colagem, todos os braquetes foram fotografados e medidos a partir de traçados para determinar as diferenças de posição em relação ao ideal. Os resultados indicaram que não houve diferenças estatisticamente significativas entre os erros médios produzidos pelos dois métodos de colocação de braquetes. Os autores concluíram que, apesar de não existirem diferenças significativas em termos de precisão na colocação dos brackets, a colagem indireta mostrou uma menor amplitude de erro nas três direcções avaliadas.

Taylor NG, Cook PA (1992)[81] realizaram um estudo in vitro para investigar a fiabilidade do posicionamento de brackets pré-ajustados. Doze operadores colocaram braquetes PEA de 0,022" nos dentes anteriores de um modelo de estudo tipodôntico. A posição dos braquetes foi avaliada com um analisador de imagem Magicscan. Os resultados indicaram que a angulação do slot mostrou a maior variabilidade e a colocação vertical do braquete a menor. Os autores concluíram que era necessária uma investigação mais aprofundada para identificar a técnica mais fiável para a colocação de brackets e, assim, permitir um desempenho ótimo de um sistema de brackets pré-ajustados.

Balut N, Klapper L, Sandrik J, Bowman D (1992)[82] realizou um estudo para determinar a precisão da colocação de brackets com a técnica de colagem direta. Dez membros do corpo docente de Ortodontia colaram braquetes pré-ajustados em modelos de cinco casos de má oclusão numa situação clínica simulada (manequim). Um total de 50 conjuntos de modelos serviram como população do estudo. Após a colocação dos braquetes nos modelos, os dentes foram seccionados a partir da base. Os dentes seccionados foram transferidos para o registo oclusal feito a partir da configuração de diagnóstico para esse paciente e fixados no lugar com adesivo. Foram tiradas cinco fotografias de cada conjunto de transferência, orientadas perpendicularmente à coroa dos dentes a uma distância fixa. As fotografias dos modelos foram medidas para determinar as discrepâncias verticais e angulares na posição entre pares de braquetes adjacentes a partir de uma linha de referência construída. Os resultados indicaram que uma média de 0,34mm para as discrepâncias verticais e uma média de 5,540 para as discrepâncias angulares foram encontradas na colocação dos braquetes ortodônticos. Os autores concluíram que o erro na colocação parece estar mais relacionado à habilidade do operador, à estrutura dentária, ao tamanho das coroas clínicas e às más posições dos dentes na arcada dentária.

Schpack N, Geron S, Floris I, Davidovitch M, Brosh T, Vardimon AD (2007)[83] examinou a precisão da colocação de brackets nos sistemas labial vs lingual e nas técnicas de ligação direta vs indireta. Foram selecionados 40 moldes dentários pré-tratamento de 20 indivíduos. Para cada molde dentário, foram comparados quatro tipos de colocação de brackets: direto labial (LbD), indireto labial (Lbl), direto lingual (LgD) e indireto lingual (Lgl). A colagem direta foi realizada com os moldes mantidos numa cabeça de manequim. Os braquetes labiais foram orientados com um medidor de Boone e os braquetes linguais foram orientados com o sistema Lingual-Bracket-Jig. O erro de binário (TqE) e o desvio de rotação (RotD) foram medidos com um triângulo geométrico de binário e um microscópio de fabricante de ferramentas, respetivamente. As medidas de torque e de rotação foram avaliadas estatisticamente como valores algébricos e numéricos absolutos, usando análise de variância com medidas repetidas. O resultado do estudo indicou que os sistemas labial e lingual têm o mesmo nível de imprecisão. Para ambos os sistemas, a colagem indireta reduz significativamente a TqE e a RotD absolutas. A TqE encontrada pode causar discrepância transversal (tesoura ou mordida cruzada) combinada com desoclusão com dentes antagonistas. A RotD encontrada pode resultar em pontos de contacto interproximais irregulares.

FORÇA APLICADA E QUANTIDADE DE RESINA UTILIZADA

Mugurumaa T, Yasudab Y, Iijimac M, Kohdaa N, Mizoguchid I[84] investigou a relação entre as forças aplicadas pelo operador e a quantidade de adesivo utilizada nos métodos de colagem direta e indireta. Um sistema de medição da força aplicada pelo operador foi utilizado para testar espécimes preparados por 12 especialistas em Ortodontia. Para determinar a quantidade adequada de adesivo, braquetes metálicos foram colados em dentes de resina transparente, utilizando pasta de resina composta e diferentes forças (100, 200 e 300 g); a área da pasta de resina composta foi então medida utilizando um software de análise de imagem. As forças médias aplicadas na colagem direta e indireta foram comparadas pelo teste t de Student. Foram obtidos vários valores de força para as técnicas de colagem direta (53-940 g) e colagem indireta (150-870 g). Embora em todos os casos a área de pasta de resina composta após a aplicação de força constante fosse maior do que a área dos braquetes metálicos, foi observada uma quantidade insuficiente de pasta de resina composta na base do braquete com forças de 100 e 200 g. Os autores concluíram que uma força superior a 200 g pode ser preferível para obter uma camada fina de resina composta e para conseguir um espalhamento suficiente da pasta de resina composta.

MICRO- FUGAS

Yagci A, Uysal T, Ulker M, Ramoglu SI (2010)[85] ,o objetivo deste estudo in vitro foi comparar a microinfiltração de brackets ortodônticos entre as interfaces esmalte-compósito e compósito-bracket nas margens oclusais e gengivais, colados utilizando sistemas de colagem indireta com a de um método de colagem direta convencional. Quarenta dentes pré-molares superiores humanos recém-extraídos foram divididos aleatoriamente em dois grupos. No grupo 1, os brackets foram colados diretamente aos dentes de acordo com as recomendações do fabricante. O grupo 2 consistiu em 20 dentes colados indiretamente com Transbond XT (3M-Unitek), como adesivo, e Sondhi Rapid Set A/B Primer (3M-Unitek), um primer de resina preenchido. Após a colagem, os espécimes foram selados com verniz para unhas, corados com fucsina básica a 0,5 por cento durante 24 horas, seccionados e examinados sob um estereomicroscópio, e pontuados quanto a microinfiltração nas interfaces esmalte-compósito e compósito-braquete, tanto na margem oclusal como na margem gengival. As análises estatísticas foram efectuadas utilizando os testes U de Kruskal-Wallis e Mann-Whitney com correção de Bonferroni. Os lados gengivais do grupo 1 apresentaram uma pontuação mediana de microinfiltração mais elevada do que o lado oclusal na interface esmalte-compósito, mas tal não foi estatisticamente significativo ($P > 0,05$). Todas as margens oclusais em ambos os grupos não apresentaram microinfiltração sob os brackets ortodônticos nas interfaces esmalte-compósito ou compósito-bracket. As comparações das pontuações de microinfiltração entre os grupos de colagem direta e indireta nas interfaces esmalte-compósito e compósito-braquete não indicaram diferenças estatisticamente significativas de microinfiltração nas margens gengival e oclusal ($P > 0,05$).

TEMPO

Bozelli JV, Bigliazzi R, Junior K (2013)[86] , o objetivo deste estudo foi avaliar o tempo gasto para as técnicas de colagem direta (DBB - direct bracket bonding) e indireta (IBB - indirect bracket bonding) de braquetes. Foi avaliado o tempo das etapas laboratoriais (IBB) e clínicas (DBB e IBB), bem como a prevalência de braquetes soltos após um acompanhamento de 24 semanas. A técnica IBB foi mais demorada do que a DBB ($p < 0,001$). No entanto, considerando apenas a fase clínica, o IBB levou menos tempo do que o DBB ($p < 0,001$). Não houve diferença significativa ($p = 0,910$) para o tempo gasto durante o posicionamento laboratorial dos braquetes e sessão clínica para o IBB em comparação com o procedimento clínico para o DBB. Além disso, não foi encontrada diferença quanto à prevalência de braquetes soltos entre os dois grupos. Concluiu-se que o IBB pode ser sugerido como um procedimento clínico válido, uma vez que a sessão clínica foi mais rápida e o tempo total gasto para o posicionamento laboratorial dos braquetes e o procedimento clínico foi semelhante ao do DBB. Além disso, ambas as abordagens resultaram numa frequência semelhante de braquetes soltos.

Procedimento clínico

Os passos envolvidos na colagem direta e indireta de brackets são os seguintes

1. Limpeza

2. Condicionamento do esmalte

   a. Controlo da humidade

   b. Pré-tratamento do esmalte

3. Vedação

4. Ligação

1. Limpeza

- É essencial efetuar uma profilaxia completa das superfícies dos dentes a colar. Recomenda-se a remoção de toda a placa orgânica acumulada nas superfícies dos dentes.

- A bombagem dos dentes elimina as camadas orgânicas moles, aumentando assim a molhabilidade. A importância de aumentar a molhabilidade da superfície do esmalte não deve ser subestimada.

O grau de molhabilidade de uma superfície pode ser medido em termos do "ângulo de contacto" (Fig. 1) formado pelo fluido molhante e a superfície recetora.

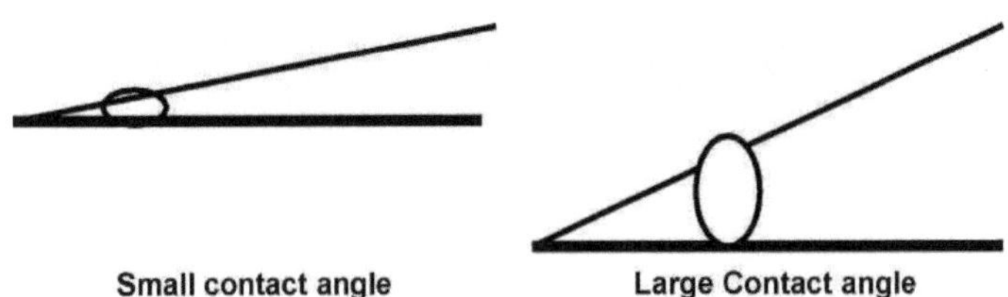

Fig. 1: Ângulo de contacto

Quanto menor for o ângulo, melhor será a molhabilidade e maior será a superfície de contacto entre as duas substâncias. Uma maior molhabilidade aumenta a tendência do fluido para se espalhar e diminui a sua tendência para se acumular na superfície.

Sugere-se a utilização de uma pedra-pomes de laboratório para a limpeza da superfície dentária, uma vez que esta é isenta de qualquer agente aromatizante ou óleo. A limpeza com pedra-pomes é normalmente efectuada com uma taça de borracha ou uma escova de polimento (Fig. 2). Uma escova de cerdas limpa mais eficazmente, mas é necessário ter cuidado para evitar traumatizar a margem gengival, o que pode levar a hemorragias.

Reisner et al[87] propuseram a abrasão ligeira das superfícies bucais com uma broca de carboneto de tungsténio a uma velocidade lenta (25000 rpm) e, em seguida, as superfícies são bombardeadas durante 10 segundos antes do condicionamento ácido.

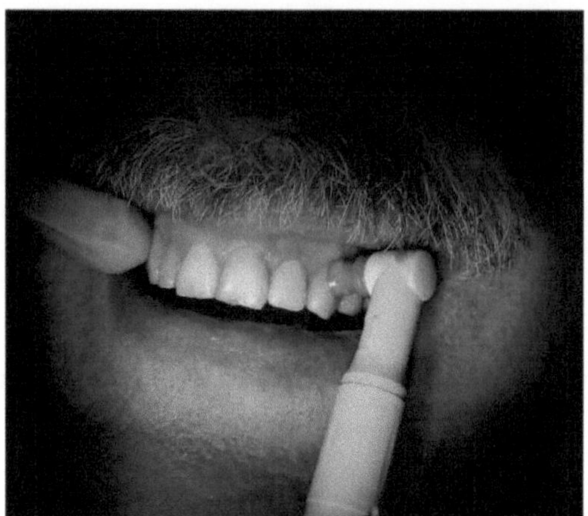

Fig. 2: Bombagem com taça de borracha

2. Condicionamento do esmalte

<u>Controlo da humidade</u>

Após a profilaxia, é necessário o controlo da salivação e a manutenção de um campo de trabalho completamente seco. Para o efeito, são utilizados os seguintes meios.

i. Retractores de bochecha
ii. Ejectores de saliva
iii. Protectores da língua com mordedores
iv. Rolos de algodão ou de gaze
v. Anti-sialogogos[88]

- Antisialogogos como a bantina, a pro-bantina, o sulfato de atropina, a metanfetamina, a propantelina (brometo de propantelina, etc.) foram utilizados inicialmente, mas atualmente são raros.

- Estão disponíveis tanto comprimidos como soluções injectáveis
- Os comprimidos de Banthine, (50gms/100lb (45kgs) são aconselhados numa bebida sem açúcar e são administrados 15 minutos antes da colagem, o que proporciona resultados adequados durante a colagem.
- Estes devem ser utilizados apenas sob a supervisão do médico do paciente, especialmente em pacientes com problemas cardíacos congénitos

Para um isolamento completo, o sistema de campo seco Nola (Fig. 3) (Obter um campo totalmente seco para toda a arcada sem medicamentos, almofadas absorventes e rolos de algodão. O sistema inclui: Retractor de bochecha, Tubo de silicone, Conectores, Ejetor de saliva) e obstruidores do ducto salivar como Dri-Angles (Young Dental, Earth City, MO) têm sido recomendados por muitos autores.

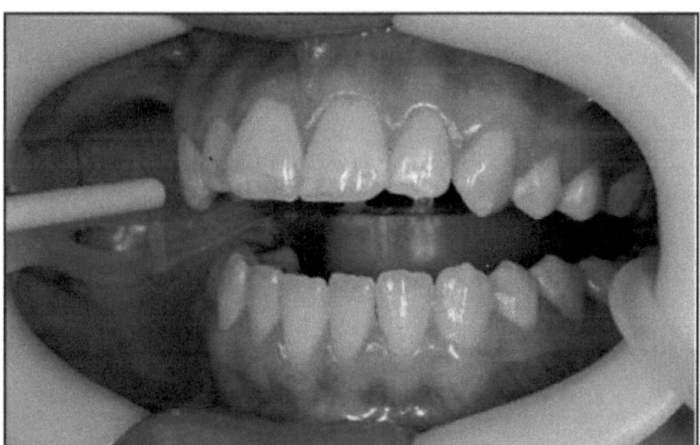

Fig. 3: Controlo da humidade utilizando o sistema de campo seco Nola

Pré-tratamento do esmalte

O procedimento mais comummente utilizado para o pré-tratamento do esmalte é o condicionamento ácido. As alternativas ao condicionamento ácido são o crescimento de cristais, o jato de areia, a abrasão a ar e o condicionamento a laser.

Como Buonocore referiu em 1955, o ácido fosfórico e outras preparações ácidas eram utilizados na indústria para tratar superfícies metálicas, de modo a obter uma melhor aderência de tintas e revestimentos de resina. Os contaminantes da superfície eram removidos por este método. Buonocore considerou que, ao aplicar estas preparações ácidas nos dentes, o esmalte seria limpo de material orgânico e a sua superfície estaria melhor preparada para receber agentes de ligação (adesivos). Utilizou ácido fosfórico a 85 % durante 30 segundos para condicionar a superfície do esmalte.

O princípio por detrás do método era que o ácido removia quantidades microscópicas de esmalte, deixando montes e vales. Foi criado um enorme aumento da área de superfície e a molhabilidade do esmalte foi aumentada, permitindo um melhor contacto entre o adesivo e o dente.

O que é um condicionamento adequado? É frequentemente referido que quando o esmalte perde o seu brilho (aspeto gelado), o dente pode ser considerado como tratado, pronto para a colagem. Esta é apenas uma verdade parcial. Um dente pode estar demasiado esmaltado, sendo removido demasiado esmalte, deixando vales largos e planos e cristas estreitas e enfraquecidas; ou um dente pode estar pouco esmaltado, não removendo esmalte suficiente

De acordo com Brantley e Eliades[89] , ácido fosfórico a 37% durante 15-20 segundos é suficiente para obter um condicionamento adequado. Uma concentração elevada ou uma duração mais longa leva a uma menor retenção devido à perda de estrutura do esmalte.

No entanto, para dentes fluorados, os autores recomendam aumentar o tempo de condicionamento para 45-60 segundos. Outros ácidos, como o ácido maleico a 10%, o ácido nítrico a 2,5% ou o ácido poliacrílico, também resultam num bom condicionamento, mas a força de ligação resultante é fraca. Para o condicionamento de coroas de porcelana, deve ser utilizado ácido fluorídrico a 9,5% durante 60 segundos.

Afirmaram também que a retenção micro-mecânica dos compósitos de resina no esmalte condicionado por ácido pode não se dever apenas à formação de tags de resina (Fig. 4), mas também à formação de uma zona de inter-difusão interfacial resina-esmalte nos locais laterais das restantes protuberâncias do esmalte. (Fig. 5)

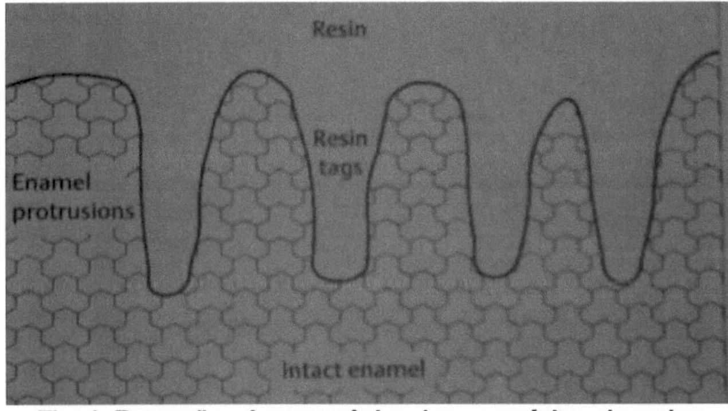

Fig. 4: Retenção micro-mecânica dos compósitos de resina

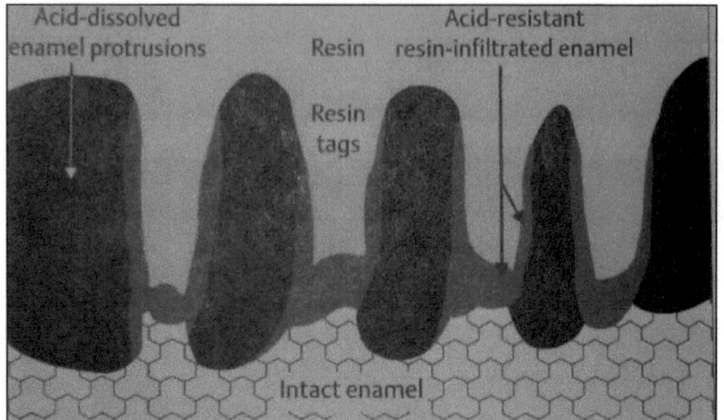

Fig. 5: Formação de uma zona de interdifusão interfacial entre a resina e o esmalte nas zonas laterais das restantes protuberâncias do esmalte.

Procedimento de gravação

- Aplicar, sem esfregar, a solução de condicionamento nos dentes e mantê-la durante 15 segundos (ácido fosfórico a 37 %).
- A solução de corrosão deve ser aplicada com extremo cuidado. Não permitir que o condicionador entre em contacto com a pele ou a gengiva.
- O condicionador deve ser aplicado na área geral a ser coberta pelo suporte.
- Não permitir que o condicionador flua para os contactos interproximais para garantir uma limpeza mais fácil (Fig. 6)

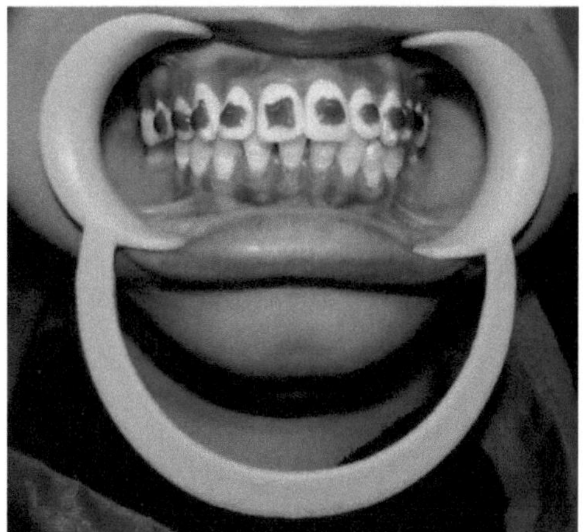

Fig. 6: Procedimento de gravura

- Após 15 segundos, o gel de condicionamento pode ser aspirado do dente. Enxaguar com um fluxo constante de água durante 15 segundos. (Fig. 7a e 7b)

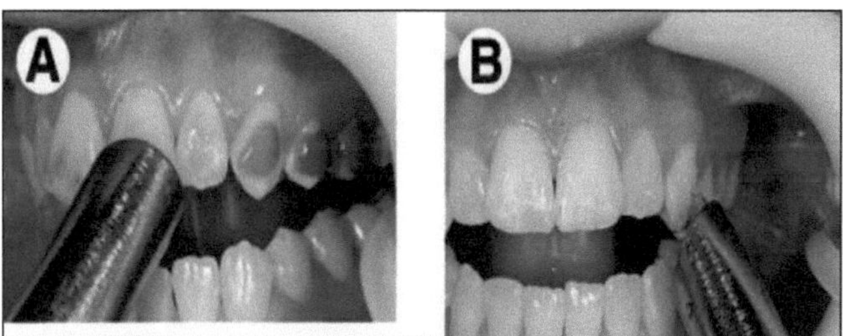

Fig. 7: a. Condicionador aspirado dos dentes b. Enxaguado com um fluxo constante de água

- Originalmente, a duração da aplicação era de 60 segundos. Mas estudos demonstraram que 15 segundos proporcionam uma ligação forte. No entanto, o tempo de aplicação pode variar de pessoa para pessoa. Um dente com fluoretos muito elevados pode necessitar de um tempo de condicionamento mais longo.

- Após a gravação, o ácido deve ser lavado com uma corrente de água durante 15 segundos e o esmalte deve ser completamente seco com uma fonte de ar isenta de óleo [95]
- O esmalte seco deve ter um aspeto fosco e baço, o que indica uma boa gravação. (fig. 8a & 8b)
- A superfície deve ser mantida seca até que a resina seja colocada sobre ela, para que se forme uma boa ligação. Se ocorrer contaminação salivar, enxaguar com água, secar o dente com um spray e voltar a condicionar durante 10 segundos
- A resistência da colagem ao esmalte gravado varia entre 2300 psi e 3200 psi, consoante a resina utilizada.

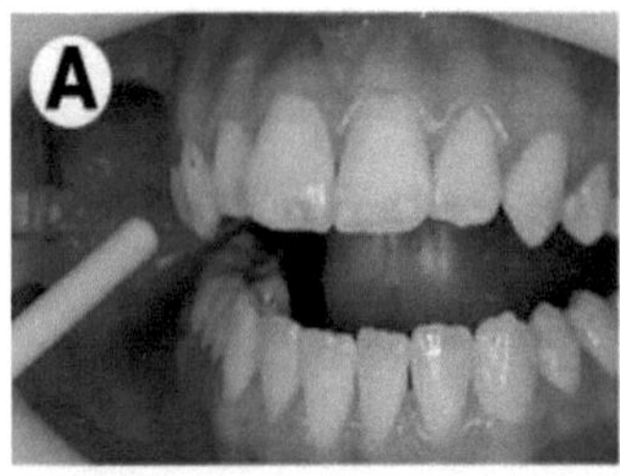

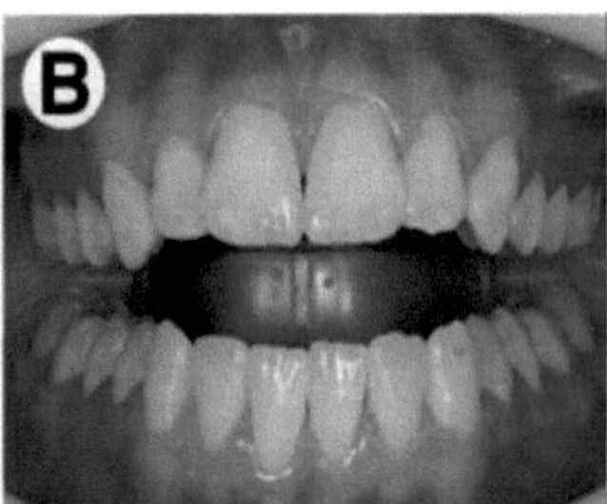

Fig. 8: a. Fluxo constante de água e ar b. Dessecação completa dos dentes

- Resumindo, o condicionamento do esmalte com ácido fosfórico resulta num enorme aumento da área de superfície disponível para ligação e num aumento da molhabilidade da superfície do esmalte. A resina flui para os microporos nas superfícies do esmalte e forma etiquetas que ligam a resina mecanicamente à superfície condicionada.
- O tempo ótimo de condicionamento ácido é diferente para pacientes

jovens e idosos, sendo 15 segundos adequados para dentes permanentes jovens e 60 segundos para dentes adultos, mas mais de 60 segundos causará uma menor retenção devido à perda de estrutura da superfície.[90]

- Não foram encontradas diferenças no grau de irregularidades quando se comparam os géis e as soluções. No entanto, os géis proporcionam um melhor controlo, mas requerem um enxaguamento mais completo.
- O condicionamento prolongado não é necessário quando os dentes são pré-tratados com flúor. Em caso de dúvida, verifique se o esmalte tem um aspeto uniformemente baço e branco gelado após o condicionamento; se assim for, a retenção da superfície é adequada para a colagem.[91]
- A incorporação de fluoretos na solução de condicionamento aumenta a resistência do esmalte ao ataque de cáries?
    - Efeito de ataque morfológico idêntico ao do produto não fluoretado
    - Resistência de ligação adequada
    - São necessários mais estudos para determinar a sua eficácia clínica e a proteção contra a cárie em torno das bases dos brackets.
- Deve ter-se muito cuidado ao efetuar o condicionamento ácido sobre distúrbios de desenvolvimento ou desmineralização adquirida. Se for inevitável, utilize um tempo de condicionamento mais curto, aplique um selante e preste atenção extra durante o procedimento de colagem para evitar a formação de vazios que podem levar à corrosão do metal e à coloração de manchas brancas.
- O condicionamento de rotina remove 3 a 10um do esmalte da superfície. Outros 25um mostram ligeiras alterações histológicas nos dentes que criam os contactos mecânicos necessários. Estudos laboratoriais

indicaram que as alterações do esmalte são largamente reversíveis. O esmalte normal tem uma espessura de 1000 a 2000 um. O condicionamento deve ser efectuado com precaução no caso de dentes com dentina exposta, fissuras profundas no esmalte e defeitos de desmineralização externos ou internos

Ao longo dos anos, tem havido uma preocupação crescente com os possíveis efeitos iatrogénicos das técnicas de colagem por condicionamento ácido na superfície do esmalte.

Os factores iatrogénicos envolvidos podem ser enumerados como:

1. Perda de esmalte por condicionamento: 10-20um de esmalte exterior rico em flúor é perdido devido ao condicionamento. Outros 6-50um são perdidos durante a descolagem. A recolagem frequente pode levar a uma perda excessiva de esmalte exterior e resultar numa superfície mais rugosa.

2. Retenção de marcas de resina que podem levar a uma possível descoloração do esmalte

3. Fugas na interface do bracket que conduzem à corrosão do bracket e a manchas. O condicionamento ácido resulta em micro poros no esmalte. Se os poros não forem corretamente preenchidos com resina, podem criar vias através das quais as manchas e as bactérias podem penetrar no esmalte. As manchas resultam da biodegradação dos metais em ortodontia e da corrosão das bases dos brackets de aço, que também dão origem a sais de crómio. Pequenos espaços vazios permitem que a saliva transporte estes sais coloridos para o esmalte.

4. Perda de esmalte causada pela fratura do esmalte durante a descolagem. Durante a remoção do adesivo, as etiquetas de resina partem os pedaços de esmalte juntamente com ele. Uma superfície

mais áspera, com fissuras no esmalte, se a descolagem for efectuada incorretamente, resultando numa maior retenção de placa bacteriana.

5. A superfície mais macia do esmalte, rica em flúor, perde-se e está predisposta à descalcificação.

Alternativas à gravação ácida

a. Jato de areia/abrasão a ar

b. Gravação a laser

c. Crescimento de cristais

a. Jato de areia/abrasão a ar

As técnicas de abrasão a ar (jato de areia) são utilizadas há muito tempo na medicina dentária de restauração para melhorar a adesão mecânica entre metais e resinas adesivas. O jato de areia utiliza um fluxo de alta velocidade de partículas de óxido de alumínio impulsionadas por ar comprimido para remover óxidos e contaminantes desfavoráveis, aumentar a energia da superfície, a área da superfície de ligação e a rugosidade da superfície. O jateamento de areia em ortodontia tem sido implementado para melhorar a resistência de união de novos braquetes/bandas ou para remover restos de adesivo de braquetes descolados antes da recolagem. No entanto, dados *in vivo* de um estudo randomizado indicaram que não existe diferença significativa nas taxas de falha de colagem de braquetes jateados e não jateados ou no ARI de braquetes descolados. Finalmente, o jato de areia também foi implementado diretamente na superfície do esmalte do dente como alternativa ou adjuvante das técnicas convencionais de condicionamento ácido, mas como não existe nenhum ensaio aleatório sobre este assunto, a eficácia não pode ser avaliada de uma forma baseada em evidências neste momento.

b. Gravação a laser

O condicionamento a laser tornou-se uma alternativa ao condicionamento ácido do esmalte. O condicionamento a laser Er, CR YSGG é indolor e não envolve vibração ou calor; além disso, o fácil manuseamento do aparelho torna este tratamento altamente atrativo para utilização clínica de rotina. O condicionamento a laser do esmalte cria microfissuras que são ideais para a penetração da resina. A superfície produzida pela irradiação laser é também resistente aos ácidos. A irradiação a laser do esmalte modifica o rácio cálcio-fosfato e leva à formação de compostos mais estáveis e menos solúveis em ácido. O condicionamento do esmalte com ácido fosfórico cria um padrão de condicionamento caracterizado por irregularidades na superfície e áreas de desmineralização. Devido a estas áreas de desmineralização, o esmalte torna-se mais suscetível ao ataque de cáries, especialmente sob os acessórios ortodônticos. Por isso, o condicionamento do esmalte com laser pode ter outra vantagem em relação ao condicionamento com ácido fosfórico. O tempo necessário para o condicionamento ácido varia de 15 a 60 segundos. Também são necessários 15 segundos de pulverização de água e 15 segundos de secagem ao ar para o condicionamento com ácido fosfórico. É necessário um total de 45 segundos para cada dente com ácido fosfórico. O tempo necessário é mais curto com um SEP18: 3 segundos de fricção do primário seguidos de 1 jato de ar. É necessário um máximo de 10 segundos com os sistemas SEP. O tempo necessário para os sistemas laser é de apenas 15 segundos, também mais curto do que o necessário para o ácido fosfórico. Ambos os sistemas são pelo menos 30 segundos mais rápidos do que a gravação com ácido fosfórico convencional. Trinta segundos de poupança de tempo de cadeira para cada dente equivalem a pelo menos 5 minutos de poupança de tempo de cadeira para uma colagem de boca inteira. Do ponto de vista clínico, a poupança de tempo de cadeira também melhora a adesão porque reduz o risco de contaminação salivar. Como não era o nosso objetivo principal, o tempo necessário não foi registado, mas foi evidente que ambos os sistemas poupam tempo de cadeira.

c. Crescimento de cristais

Um novo método de ligação que envolve o crescimento de cristais na superfície do esmalte. Este sistema consiste num líquido de tratamento de ácido poliacrílico que contém um componente de sulfato que reage com o cálcio na superfície do esmalte para formar um crescimento denso de pequenos cristais em forma de agulha. Estes cristais crescem no chamado hábito esferulítico. A acumulação de cristais no esmalte serve como um mecanismo de retenção adicional para a resina que une o acessório ortodôntico aos dentes. Neste procedimento, a ligação não depende de uma penetração extensiva no esmalte. O bloqueio micromecânico é criado na superfície do esmalte. A criação de um sistema de retenção mecânica através da interação da superfície e do crescimento de cristais parece ser um método conveniente de ligação de acessórios ortodônticos ao esmalte do dente. A exposição do esmalte limpo à solução de ligação de cristais durante 30 a 60 segundos produziu um crescimento denso de cristais no esmalte normal. A lavagem inadequada não removeu a solução de tratamento com ácido poliacrílico, pelo que, para obter a máxima força de adesão, era importante seguir rigorosamente uma técnica cuidadosa, como no caso do condicionamento ácido. Se se prestar atenção aos passos adequados, a ligação de cristais pode ser utilizada na maioria dos casos em que o ataque ácido é atualmente utilizado. Os resultados dos estudos que utilizaram esta técnica de ligação de cristais indicam que, para além de remover menos er/esmalte do dente durante a descolagem, há uma poupança de tempo significativa devido a uma limpeza mais rápida após a descolagem, com menor probabilidade de trauma e danos no esmalte. Além disso, a reação mínima com o esmalte subjacente reduz a incidência e a possibilidade de manchas no esmalte. Não se registou qualquer caso de formação de manchas brancas ou de coloração em associação com qualquer dos casos de colagem de cristais tratados nos últimos 2 anos de utilização clínica. Embora os princípios dos procedimentos tenham sido descritos em pormenor, a técnica básica é semelhante à do condicionamento ácido. As vantagens são de tal ordem que podem tornar-se uma alternativa aos procedimentos atualmente utilizados, especialmente nas regiões anteriores.

3. Vedação

- Uma vez que os compósitos são mais espessos e viscosos e que o seu fluxo na superfície do esmalte gravado é difícil de proporcionar uma formação suficiente de resin tag, foram desenvolvidos selantes intermédios (agentes de ligação)

- Depois de obter uma camada seca e gelada sobre o esmalte, é aplicada uma camada de selante

- O selante é melhor aplicado com uma espuma ou um pincel

- O revestimento pode ser diluído com uma ligeira explosão de ar durante 1-2 segundos

- O excesso de selante pode causar o desvio do suporte e pode resultar numa menor força de ligação.

- A aplicação de Selant também proporciona uma cobertura de esmalte em áreas de vazios de adesivo (especialmente valiosa na colagem indireta) e evita a microinfiltração.

- É necessária uma exposição de luz de 20 segundos, a ponta da luz deve ser mantida o mais próximo possível do selante sem tocar no selante.

- Quando endurecido, o selante forma uma película dura e opaca.
- Entre selantes fotopolimerizáveis e autopolimerizáveis, os selantes fotopolimerizáveis são preferidos, uma vez que protegem o esmalte adjacente aos brackets da dissolução e de lesões subsuperficiais, enquanto os selantes de polimerização química podem polimerizar mal, apresentar desvios e ter baixa resistência à abrasão[92]
- Outro problema com o selante de cura química é que a película é tão fina que é provável que ocorra a inibição da polimerização pelo oxigénio.

Primário autocolante

o Não é necessária uma gravação separada e posterior enxaguamento

o O próprio líquido tem um componente que condiciona a superfície do esmalte

o O ingrediente ativo é um éster de ácido fosfórico metacrilado que dissolve o cálcio da hidroxiapatite

o Em vez de ser lavado, o cálcio removido forma um complexo e é incorporado na rede quando o iniciador polimeriza (Fig. 9)

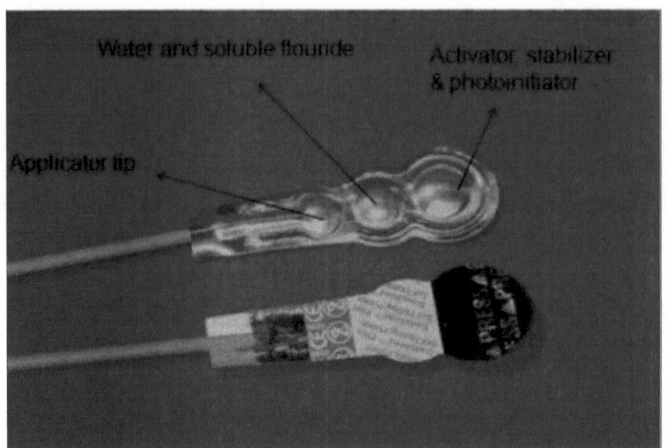

Fig. 9: Primário autocondicionante - pronto L Pop (ESPE Americal Inc)

CLASSIFICAÇÃO DOS AGENTES DE LIGAÇÃO DENTÁRIA

Os agentes de ligação são classificados da seguinte forma:

1. De acordo com as gerações
2. Com base no modo de aplicação
3. Baseado no padrão de gravação.

CLASSIFICAÇÃO COM BASE NAS GERAÇÕES[93]

Adesivos de primeira geração (1960)

Este comonómero pode quelatar com o cálcio na superfície do dente para gerar ligações químicas resistentes à água das resinas ao cálcio dentinário. Resistência de união de 2 a 3 MPa. As desvantagens incluem - Apresentou resultados clínicos fracos. Exemplo: Cervident (SS branco), cosmic bond.

Adesivos de segunda geração (final da década de 1970)

Os agentes de ligação dentinária de éster de fosfato foram introduzidos contendo fenil P e HEMA em etanol. O seu mecanismo de ação baseava-se na interação polar entre os grupos fosfato carregados negativamente na resina e o Ca++ carregado positivamente na camada de esfregaço. A força de ligação era de 5 a 6 MPa. Os inconvenientes incluem - camada de esfregaço pouco aderente e natureza hidrofóbica. Exemplo: ScotchBond (3M dental), sistema de ligação Clearfil.

Adesivos de terceira geração (década de 1980)

Os materiais de terceira geração foram concebidos não para remover toda a smear layer, mas sim para a modificar e permitir a penetração de monómeros ácidos, como o fenil-P e o Penta. Estes introduziram o condicionamento ácido para alterar fortemente ou remover a camada de smear layer e a dentina desmineralizante e um primário separado (monómero bifuncional num solvente volátil) concebido para penetrar na dentina através do seu próprio monómero e dos monómeros adesivos. O adesivo é uma resina não preenchida ou parcialmente preenchida que pode conter algum componente do primário (por exemplo, HEMA) numa tentativa de promover o aumento da força de ligação. A força de ligação é de 3 a 8 MPa. Exemplos: ScotchBond 2, Tenure, Universal bond 2, Coltene ART.

Quarta geração (início da década de 1990)

Quando o primário e a resina de ligação são aplicados na dentina condicionada, penetram na dentina intertubular formando uma zona de interdifusão de resina e dentina ou uma camada híbrida. Têm a capacidade de aderir tão fortemente à dentina como ao esmalte (condicionamento total). Têm a capacidade de aderir à dentina húmida (ligação húmida) e também à ligação de múltiplos substratos ao metal, amálgama, porcelana e compósito indireto. Resistência de ligação de 13 a 30 MPa. Exemplos: All-Bond 2, OptiBond FL e ScotchBond multipurpose.

Adesivos de quinta geração

Distinguem-se essencialmente pelo facto de serem= one-step' ou= onebottle' system. Trata-se de uma designação um pouco errada, uma vez que estes produtos são aplicados em duas etapas (condicionador + primário e adesivo) num único frasco. A força de ligação é de 3 a 25 MPa. As desvantagens incluem: faltam-lhes muitos dos componentes necessários para efetuar a colagem de vários substratos, são necessárias várias camadas destes agentes. Exemplos: Prime and bond, single bond, OptiBond Solo e OptiBond Solo Plus.

Adesivos de sexta geração

Foi introduzido no final de 1990 e no início de 2005. Dissolvem a camada de esfregaço quando aplicadas e não necessitam de enxaguamento. Minimizam a sensibilidade pós-operatória, uma vez que não expõem os túbulos dentinários. A força de ligação ao esmalte e à dentina superficial é normalmente superior à da dentina profunda.

Primário autocondicionante: O primário autocondicionante contém dois frascos ou dose unitária 1 - primário ácido líquido-2- contendo primário ácido e adesivo que são primeiro misturados e separadamente para o dente e depois aplicados. o geralmente compatíveis. Não são compatíveis com compósito auto-polimerizado compósito auto-polimerizado. Exemplo: Clearfil SE 4. Exemplo: Xeno-III Adper bond, adhese Prompt LPOP one-up bond A resistência de união à dentina e ao esmalte é inferior à dos sistemas de quarta e quinta geração.

Sétima geração

Introduzido em finais de 2002, adesivo auto-condicionante - não requer mistura, não é compatível com núcleos de compósitos auto-polimerizados ou cimentos de resina, frasco único contendo adesivo ácido. Exemplos-iBond. A resistência de união e o selamento marginal devem ser iguais aos do sistema de sexta geração.

Oitava geração

Adesivo autocondicionante de dupla polimerização para restaurações diretas e indirectas com materiais de resina autopolimerizáveis, fotopolimerizáveis e de dupla polimerização.

CLASSIFICAÇÃO COM BASE NO MODO DE APLICAÇÃO

Com base na sua abordagem clínica à camada de smear layer, os sistemas adesivos de dentina modernos também podem ser classificados da seguinte forma:

1. Adesivos que modificam a camada de esfregaço e a incorporam no processo de colagem. Requerem uma ou duas etapas. Utilizam um único

   adesivo ou primário e adesivo. Exemplos: Um passo Dois passos Prime and Bond, Optec Universal Bond

2. Os adesivos que removem completamente a camada de smear layer são subdivididos em aplicação de duas e três etapas. Um processo de dois passos envolve o condicionamento da dentina seguido de uma combinação de primário e adesivo, enquanto que um processo de três passos envolve o condicionamento separado, a aplicação de primário e a colagem. Exemplos: OptiBond SOLO, Scotchbond multipurpose Um passo.

3. Adesivos que dissolvem a camada de smear layer, em vez de a remover. O processo é realizado em duas etapas, utilizando um condicionador e um primário combinados (primário autocondicionante), seguido da aplicação de resina adesiva. Vantagens: Sem enxaguamento, aplicação rápida, menos sensibilidade pós-operatória do que o condicionamento total.

CLASSIFICAÇÃO COM BASE NO PADRÃO DE GRAVAÇÃO

Os agentes de união foram anteriormente divididos em gerações pelo Dr. Marcos Vargas. Com o advento dos sistemas de primários auto-condicionantes, a classificação por gerações deixou de existir. Foi então aceite que, com base no seu método de aplicação, os agentes de ligação podiam ser total-etch ou self-etch.

TÉCNICA DE GRAVURA TOTAL

O conceito de condicionamento total é o condicionamento simultâneo do esmalte e da dentina. A técnica de condicionamento total pode ser a seguinte:

- Multibottle (quarta geração, exemplos: All-Bond 2, ScotchBond multiusos)
- Um frasco (quinta geração, exemplos: Prime e Bond NT, de ligação única).

SISTEMA AUTOCONDICIONANTE

Neste método, não é necessário efetuar o condicionamento ácido e o enxaguamento em separado. Esta abordagem diminui o tempo de aplicação clínica; e reduz a sensibilidade da técnica. Os restos residuais da camada de esfregaço permanecem no interior da ligação. Uma abordagem auto-condicionante envolve um procedimento de aplicação em duas ou uma etapa. Estes podem ser divididos em (i) primário autocondicionante, (ii) adesivos autocondicionantes.

4. Ligação

Na colagem direta, o compósito é aplicado nas bases individuais do bracket e estas são transferidas para o dente (Transferência), depois posicionadas mesiodistalmente e ocluso-gengivalmente com precisão

(Posicionamento), empurradas firmemente para a superfície do dente (Encaixe) e o flash é removido com a ajuda de um explorador (Remoção do excesso)

No entanto, na colagem indireta, toda a arcada ou segmento da arcada pode ser colado aos dentes numa única etapa. O procedimento envolve os seguintes passos

- Mostre as moldeiras de colagem ao paciente e explique o procedimento - desde a obtenção das impressões até à colocação dos brackets na posição correta e à formação da moldeira. É importante enfatizar o tempo que o ortodontista gasta para posicionar os braquetes e executar / supervisionar todo o processo. Há um valor significativo em enfatizar para o paciente a importância da colocação correta dos braquetes e o papel do ortodontista no desenho do aparelho, além de ter um valor motivacional e de gerenciamento de risco

- A decisão de utilizar uma moldeira única para toda a arcada, ou se são utilizadas moldeiras seccionadas, baseia-se no grau de isolamento que é viável e na facilidade de colocação da moldeira. Se houver apinhamento significativo e imbricação dos dentes ou se o isolamento for difícil, recomenda-se a seccionamento da moldeira

- O compósito (fotopolimerizável ou autopolimerizável, dependendo do tipo de material da moldeira utilizado) é aplicado nas bases dos brackets e as moldeiras são posicionadas sobre os dentes e assentadas com um movimento de dobradiça e firmemente mantidas no lugar aplicando pressão oclusal, bucal e labial com os dedos até ocorrer a polimerização.

- As moldeiras são então cuidadosamente removidas da boca sem perturbar os brackets curados. De seguida, podem ser colocados os primeiros arcos.

TABULEIROS DE TRANSFERÊNCIA

- As moldeiras de ligação indireta são aparelhos de utilização única que permitem a colocação de vários brackets ortodônticos de uma só vez.
- Trata-se de um material de massa de polisiloxano vinílico de dois componentes que é misturado com os dedos. O material tem um tempo de trabalho de 3 minutos para ser moldado sobre os brackets e os dentes. Quando o material é misturado pela primeira vez, é bastante fluido e pode facilmente fluir e capturar os rebaixos das asas de fixação do bracket. Isto serve para segurar os brackets firmemente nas moldeiras.
- É importante adaptar o material também sobre os bordos incisais e as superfícies oclusais dos dentes.
- Os tabuleiros devem ter uma espessura de cerca de 5 mm. Os tabuleiros são primeiro mergulhados em água durante cerca de 15 minutos.
- As moldeiras são então aparadas para as preparar para a consulta de colagem indireta. Apare cuidadosamente as moldeiras ao longo das margens gengivais. É desejável expor a margem gengival das bases dos brackets. Isto permite uma via de escape para qualquer excesso de adesivo de ligação durante a consulta clínica, simplificando assim o processo de limpeza.

Masatada K. et al[95] utilizaram uma técnica de ligação indireta utilizando uma moldeira de transferência de brackets de silicone duplo denominada Quick indirect bonding system (QUICK IDBS). Desenvolveram o Quick

IDBS utilizando a moldeira de transferência de brackets de silicone duplo em 2000 e utilizaram o sistema em mais de 1000 casos até à data.

Resumo dos passos envolvidos no fabrico da bandeja de transferência de suporte duplo de silicone e colagem indireta (Quick IDBS)

Fabrico de um tabuleiro de transferência com suporte duplo de silício

1. Fabricar modelos de trabalho e marcar as linhas de referência e as posições dos suportes nos modelos de trabalho com um lápis. (Fig. 10).

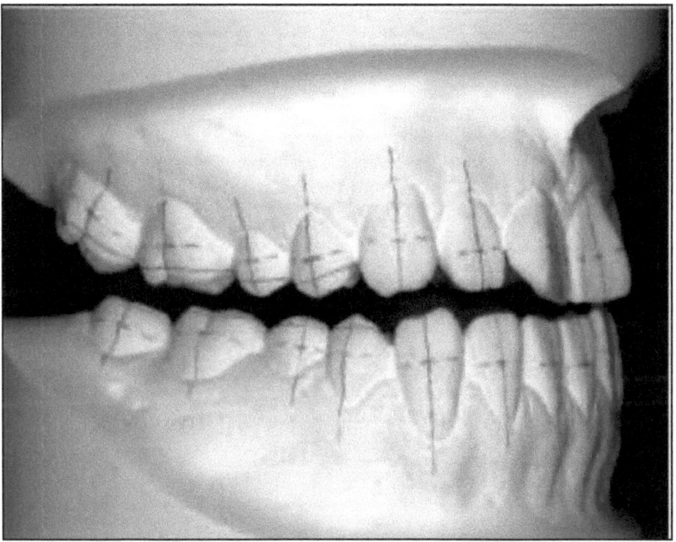

Fig. 10: Marcar linhas de referência

2. Aplicar o separador de resina no modelo para colar os suportes ao modelo.

3. Posicionar os brackets no modelo de trabalho. Aplicar os braquetes nas superfícies dos dentes e raspar o excesso de resina à volta dos braquetes (Fig. 11a & 11b).

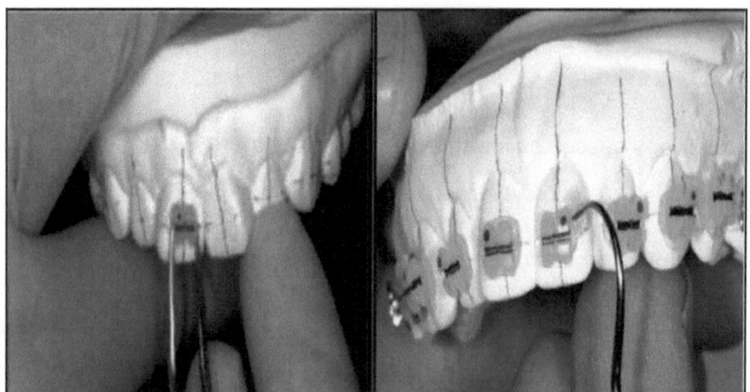

Fig. 11: a. Colocação do bracket no modelo de trabalho & b. Escala do excesso de resina à volta dos brackets

4. A fotopolimerização individualiza as bases dos suportes nos modelos de trabalho (Fig. 12).

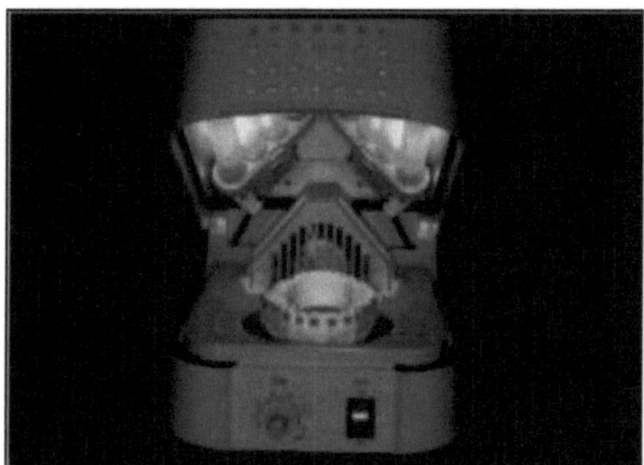

Fig. 12: Fotopolimerização de bases de brackets individualizadas

5. Colocar cera branca no modelo 2 a 3 mm de gengiva nos brackets do lado facial e nas áreas cervicais nas superfícies lingual ou palatina (Fig. 13).

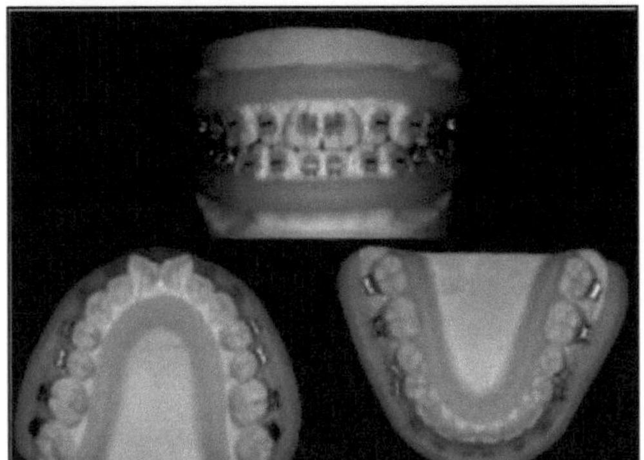

Fig. 13: Fixação da cera branca

6. Injetar silicone macio (Emiluma) apenas à volta do bracket utilizando a pistola dispensadora (Fig. 14 a).

7. Imediatamente seguido pela injeção do silicone duro sobre o silicone macio utilizando uma pistola dispensadora (Memosil ou Odontsil) para cobrir a moldeira interna de silicone macio, as áreas entre braquetes, as superfícies oclusais e os lados palatino e lingual do modelo e dos braquetes (Fig. 14 b).

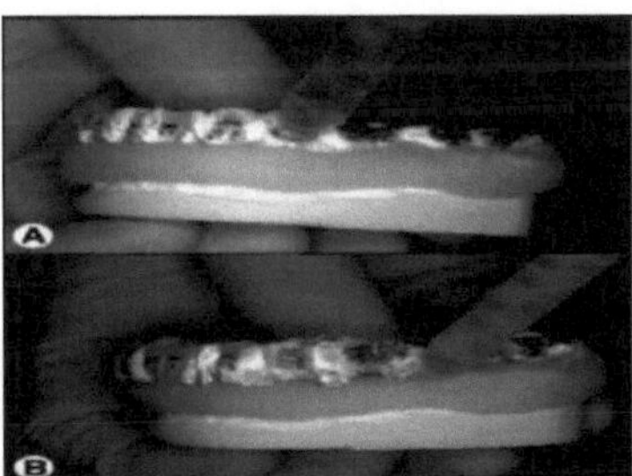

Fig. 14: a. Injeção de silicone macio e b. Injeção de silicone duro

8. Cobrir os silicones com películas de plástico para formar as paredes e o teto da moldeira. Uma placa de plástico é cortada numa forma trapezoidal e é colocada sobre a superfície oclusal do silicone para formar o teto da moldeira (Fig. 15).

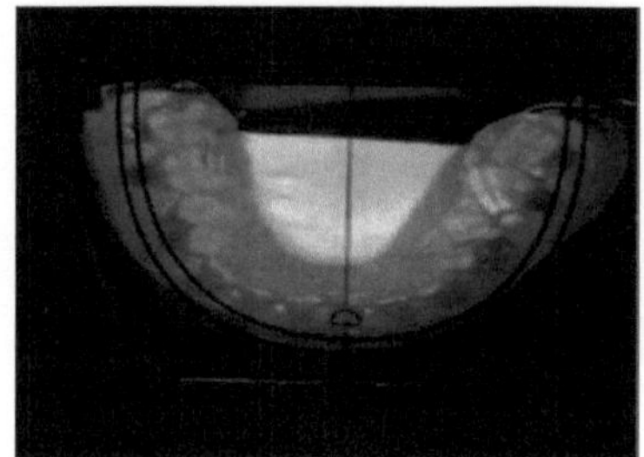

Fig. 15: Placa de plástico colocada sobre a superfície oclusal

9. Retirar a placa de plástico e a cera branca do modelo depois de o silicone ter endurecido. (Fig. 16).

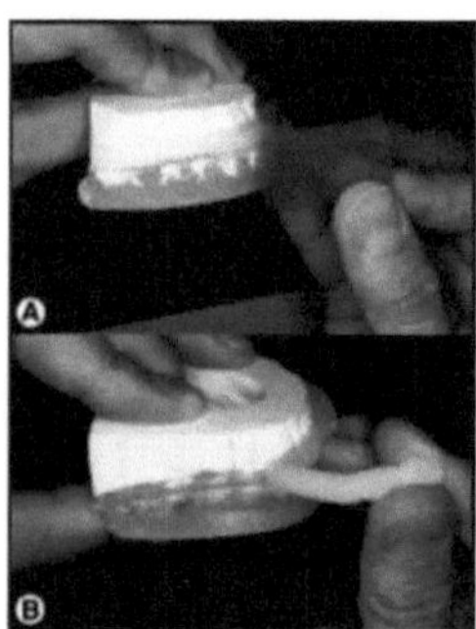

Fig. 16: Retirar a placa de plástico e a cera branca do modelo

10. Mergulhar o modelo em água durante 30 minutos para permitir a libertação do tabuleiro do modelo (Fig. 17).

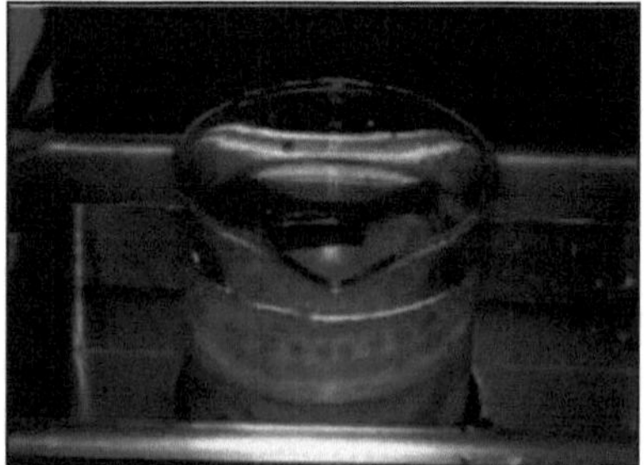

Fig. 17: Mergulhar o modelo em água

11. Retire as bandejas de silicone do modelo, começando pela extremidade posterior da bandeja. (Fig. 18).

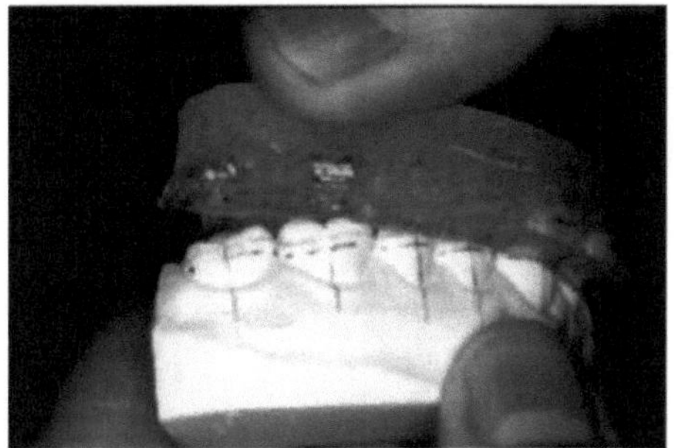

Fig. 18: Retirar o tabuleiro de silicone do modelo

12. Marcar a linha média do tabuleiro com um marcador indelével (Fig. 19).

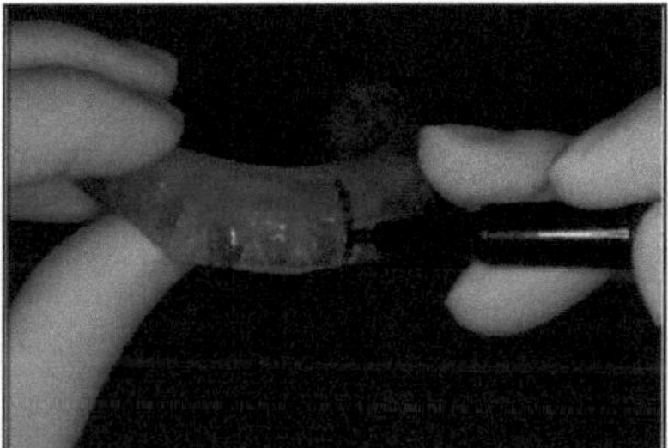

Fig. 19: Marcar a linha média do tabuleiro com um marcador indelével

13. Os brackets são fotopolimerizados numa unidade de fotopolimerização triad 2000, da empresa Dentsply, durante 6 minutos (Fig. 20)

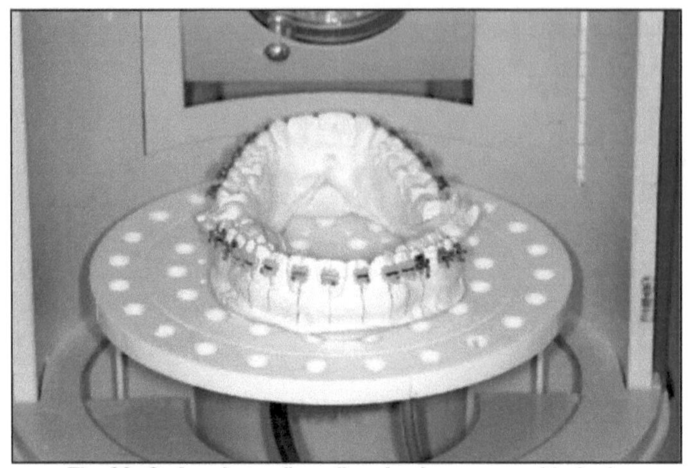

Fig. 20: Os brackets são polimerizados numa unidade de fotopolimerização triad 2000, da empresa Dentsply

Procedimento de colagem intra-oral:

1. Verificar o correto encaixe do tabuleiro nos modelos.
2. Profilaxia, isolar e condicionar os dentes para a colagem indireta (a mesma forma de condicionamento para a colagem direta).
3. Colagem indireta utilizando as moldeiras de transferência de silicone duplo e o adesivo Sondhi Rapid Set (Fig.21).

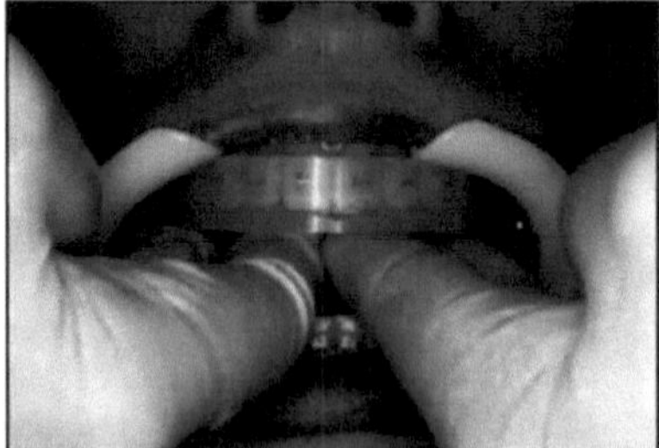

Fig. 21: Assentamento final do tabuleiro superior. Utilizar uma pressão ligeira e igual dos dedos para assentar o tabuleiro

4. Utilizando um escalpador, retire o tabuleiro levantando a extremidade

distal do tabuleiro para a frente e para cima

5. Limpar a moldeira residual e os materiais de resina, avaliar a posição do bracket e colocar o fio inicial (Fig. 22).

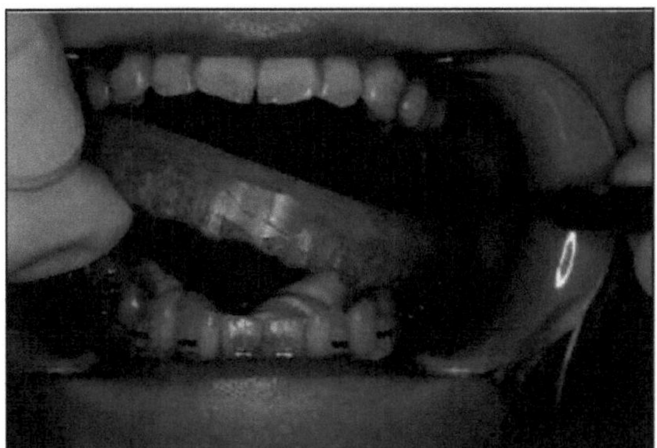

Fig. 22: Desmontagem do tabuleiro

As vantagens e desvantagens deste sistema são as seguintes:

Vantagens

1. A moldeira de transferência de brackets de silicone duplo é firme e dimensionalmente estável quando colocada nos dentes e reproduz com exatidão a posição do bracket para cada dente.

2. É fácil verificar a posição dos brackets durante a polimerização do compósito porque os dois materiais de silicone transparentes utilizados na moldeira permitem uma boa visualização dos brackets. O silicone exterior duro confere à moldeira a resistência e elasticidade adequadas para facilitar o manuseamento.

3. Os pacientes parecem estar satisfeitos com o aspeto estético da moldeira

Desvantagens

1. A injeção dos dois silicones é sensível à técnica e requer uma aplicação rápida e eficiente dos materiais.

2. O silicone começa a endurecer à temperatura ambiente e deve ser manuseado com cuidado.

3. O elevado custo do silicone.

➢ **Resina de colagem indireta de presa rápida da Sondhi**[94]

A colagem dos braquetes antes da introdução da Resina de Colagem Indireta Rapid Set da Sondhi (3M Unitek) nos dentes foi realizada com resinas preenchidas (Fig. 23). Embora a força de ligação com as resinas preenchidas fosse adequada, a técnica era incómoda, e a quantidade excessiva de flash à volta das bases dos brackets era difícil de remover. Uma das deficiências dos sistemas disponíveis provinha do facto de todas as resinas e procedimentos terem sido originalmente concebidos para a colagem direta e terem sido subsequentemente adaptados para a colagem indireta.

Tal como observado por Sondhi, uma das propriedades importantes exigidas a uma resina concebida para ligação direta é uma janela generosa de tempo de trabalho. Esta última propriedade é uma desvantagem distinta na colagem indireta porque não é necessário um tempo de cura prolongado depois de a moldeira ter sido colocada. Por isso, a Sondhi desenvolveu uma base de resina personalizada em conjunto com a 3M Unitek.

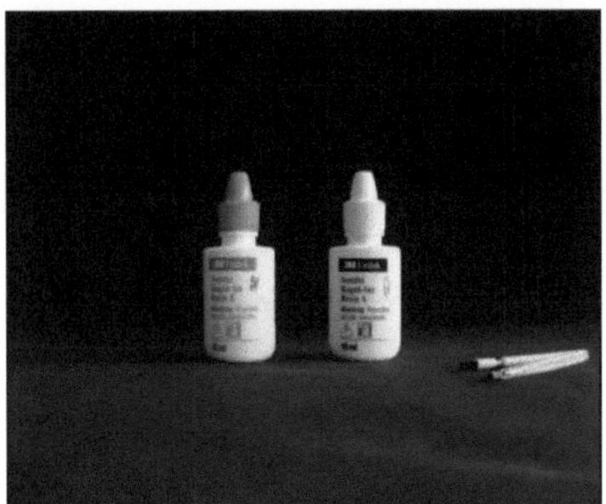

Fig. 23: Resina de ligação indireta (3M Unitek)

De acordo com Sondhi, uma resina fotopolimerizável era um material ideal para colocar suportes em modelos e era também ideal para formar uma base de resina personalizada.

- A viscosidade desta resina foi aumentada com a utilização de uma carga de sílica pirogénica de partículas finas (aproximadamente 5%).

- Tem a capacidade de preencher espaços vazios na base personalizada formados com uma resina fotopolimerizável ou imperfeições no encaixe do tabuleiro sem comprometer a resistência da ligação, como se verificou no caso da resina não preenchida
- Tem um tempo de presa rápida de 30 segundos. - Este facto diminui significativamente o tempo necessário para manter a moldeira de fixação no lugar durante a polimerização. A resina fica completamente curada em 2 minutos, o que permite a remoção rápida da moldeira de ligação
- Esta nova resina foi especificamente concebida para a colagem indireta e não seria útil para a colagem direta.

Procedimento de colagem com a Resina de Colagem Indireta Rapid Set da Sondhi - Distribua 2 a 3 gotas de Resina A num dos lados do poço de mistura e 2 a

3 gotas de Resina B no outro lado do poço de mistura. Deve-se ter cuidado para não misturar os dois líquidos. (Fig. 24)

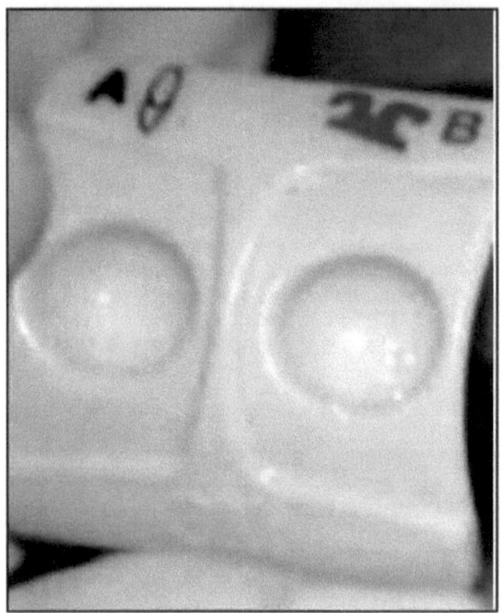

Fig. 24: Poço de mistura de resinas

- Aplique a Resina A na superfície do dente com um pincel, e a Resina B pode ser pintada nas bases dos brackets na moldeira de ligação indireta. (Fig. 25a & 25b)

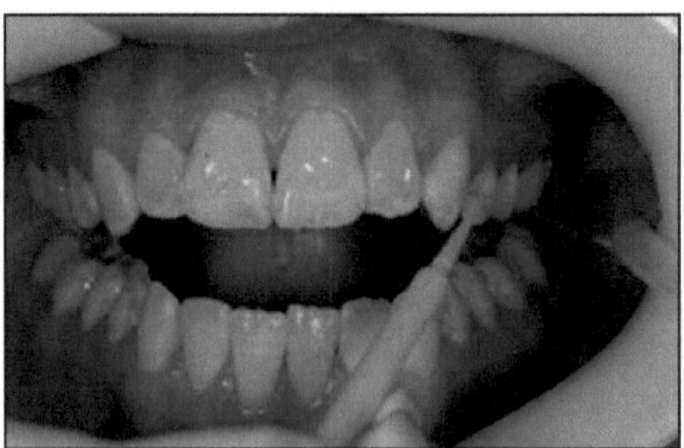

Fig. 25a: Resina A pintada na superfície do dente

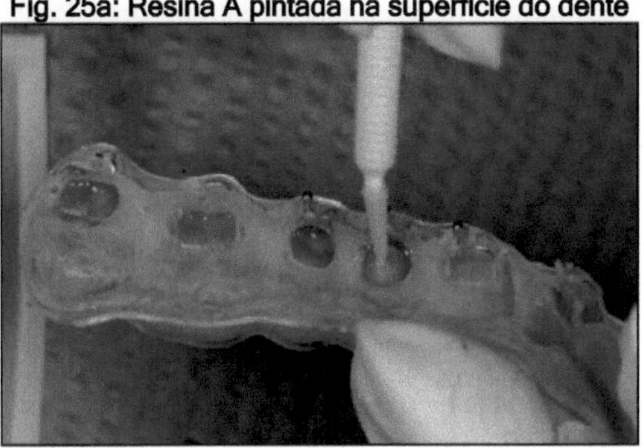

Fig. 25b: Resina B aplicada nas bases dos suportes

- Precaução: Não permita que a Resina A e a Resina B entrem em contacto até estar pronto para assentar a moldeira indireta na boca do paciente. De modo a reduzir os problemas de limpeza, aplique uma camada muito fina de Resina B nas bases dos brackets.
- O tabuleiro é então colocado e mantido no lugar durante 30 segundos
- A moldeira pode ser removida em dois minutos. Remova a moldeira utilizando um raspador para descascar a moldeira da lingual para a vestibular. Tenha muito cuidado ao remover a moldeira à volta das asas dos brackets e dos ganchos
- Raspe o excesso de resina à volta dos brackets e dos contactos interproximais. Utilize fio dentário para verificar se todos os contactos.
- Os brackets são fotopolimerizados numa unidade de fotopolimerização triad 2000, da empresa Dentsply, durante 6 minutos

- Os primeiros arcos podem ser inseridos

➢ **<u>Colagem indireta com bandejas de transferência de silicone:</u>**

1. Fazer uma moldagem e preparar um modelo de gesso; o modelo deve

estar seco, para que o adesivo adira corretamente. Pode marcar-se o eixo longo e a altura incisal ou oclusal de cada dente.

2. Selecionar os brackets para cada dente.
3. Aplicar uma pequena porção de adesivo em cada dorso ou dente.
4. Colocar o suporte no modelo.
5. Misture a massa de silicone de acordo com as instruções do fabricante e pressione-a sobre os suportes cimentados, deixando uma espessura suficiente para a resistência.
6. Depois de a massa ter endurecido, mergulhar o modelo. Retirar os restos de cola com água corrente.
7. Cortar o tabuleiro de silicone e marcar a linha média.
8. Preparar os dentes do paciente como para uma aplicação direta.
9. Colocar o adesivo nas bases do suporte.
10. Assente o tabuleiro no arco preparado e segure-o com firmeza durante cerca de 3 minutos.
11. Retirar o tabuleiro após 10 minutos. A moldeira deve ser cortada longitudinalmente para reduzir o risco de descolamento do suporte quando este é retirado.

12. Completar a colagem com a remoção cuidadosa do excesso de adesivo.

- **Colagem indireta com a técnica de selante duplo:**

Nesta técnica, são utilizados adesivos temporários para fixar os brackets ao modelo de pedra do doente. Pequenas porções de adesivo catalisador e pastas adesivas universais são dispensadas lado a lado numa almofada de mistura e misturadas. A mistura é aplicada na parte de trás do bracket. De seguida, o bracket é colocado no modelo.

Após pelo menos 10 minutos (tempo suficiente para o material de ligação assentar) é formada uma moldeira de colocação para cada arcada. As moldeiras são então separadas e aparadas de modo a que o bordo gengival fique a 2 mm dos brackets. A linha média é marcada com tinta indelével. As bases de ligação embutidas são ligeiramente alteradas com uma ponta de pedra montada, após o que a moldeira de colocação está pronta para utilização clínica. O adesivo para este procedimento está disponível em duas partes, uma contendo a resina selante catalisadora (Parte B) e a outra contendo a resina selante universal (Parte A). O procedimento clínico inicia-se com a profilaxia habitual, o isolamento e o condicionamento dos dentes do paciente. Os dentes secos e condicionados são então pintados com a resina selante universal (Parte A). Os lados linguais das bases de ligação são pintados com a resina selante catalisadora (Parte B). A moldeira é então introduzida na boca do paciente, assentada e mantida no lugar durante pelo menos 3 minutos. É removida da lingual para a vestibular.

Modificações:

1. São utilizados vários métodos para a colocação de brackets ortodônticos em moldes dentários. Estes incluem fixações através de resinas de ligação, fitas adesivas ou cera adesiva. Esta técnica é apresentada pelo Dr. Michael. D. Simmons no JCO de abril de 1978. Nesta técnica, o caramelo é amolecido e pré-carregado numa seringa.

2. Aquece-se uma pequena quantidade de caramelo até cerca de 50^0 c e coloca-se numa seringa. A seringa pré-carregada é aquecida a 50^0 c durante aproximadamente 5 minutos num pequeno forno. Os brackets são então segurados com um alicate de algodão, aquecidos ligeiramente no queimador e depois colocados nos dentes. O resto do procedimento é semelhante. Quando se utiliza o método da cera

pegajosa, os brackets permanecem no modelo quando a impressão é efectuada. Cada bracket deve ser removido do molde dentário individualmente e mantido no fogo para derreter os resíduos de cera. A vantagem do doce de caramelo é a sua solubilidade em água.

3. Uma vez que uma das maiores dificuldades da colagem indireta era a remoção da moldeira de transferência. A técnica da moldeira dupla foi apresentada por Elliot M. Moskowitz & Douglus Knight.

4. A técnica seguinte utiliza um compósito termopolimerizável e traz material de impressão de polisiloxano. O adesivo termopolimerizado permite um tempo de trabalho praticamente ilimitado para a colocação de brackets no molde de gesso. O material importante forma uma moldeira flexível mas altamente precisa. Aplicar a resina composta de cura térmica na almofada de malha de cada bracket e colocar os brackets no molde com uma pressão firme. A cura térmica requer 5 minutos a 325° C. Deixe os moldes arrefecerem e retire-os do forno. Aplique o material de impressão de polisiloxano vicryl sobre os brackets termicamente curados. Adaptar o material termoplástico transparente Essix (0,20|| / 030||) sobre o molde, os brackets e o complexo da moldeira. Depois de as duas moldeiras estarem completamente fixas, retire-as do molde.

Procedimento de colagem lateral da cadeira:

1. Raspar ligeiramente o compósito na parte de trás do bracket do arco com uma broca de diamante ou simplesmente raspar a base do compósito com um instrumento.

2. Isolar, gravar, enxaguar e secar como habitualmente.

3. Aplicar o agente de ligação no dente e o adesivo nas bases dos brackets e selar imediatamente a moldeira.

4. Limpar o material do tabuleiro

5. A moldeira inferior dos dentes com um explorador ou selador, sem deslocar os brackets.

Vantagens: As moldeiras inferiores são exactas, estáveis e compactas e não deslocam os brackets dos dentes quando são removidos.

- **Colagem Indireta Fotopolimerizável:**

1. Revestir a superfície vestibular dos dentes a serem colados com uma camada de polivicryl (PVA).

2. Pincele o compósito preenchido com a resina em cada base de bracket e fotopolimerize-o durante 30 segundos por bracket.

3. Adicionar o composto preenchido às bases dos suportes e posicionar os suportes no molde.

4. Cure cada bracket com uma unidade de fotopolimerização durante 30 segundos a partir da zona oclusal e 30 segundos a partir da zona gengival.

5. Adaptar o tabuleiro de transferência.

6. Mergulhar o molde e o tabuleiro em água fria durante 20 minutos. Isto descolora o adesivo PVA.

7. Faça o condicionamento ácido dos dentes a serem colados como de costume. Pintar uma camada fina de resina não preenchida sobre o esmalte tratado e sobre o compósito curado na moldeira. Coloque a moldeira de transferência na boca e fotopolimerize cada dente durante 30 segundos.

- **Um sistema de colagem indireta de libertação de fluoreto, curado termicamente:**

Esta é uma modificação de uma colagem indireta previamente descrita utilizando Therma-Cure. A não remoção do excesso de adesivo após a colagem dos brackets pode levar à acumulação de placa bacteriana. Quando o excesso de placa é razoavelmente removido, os depósitos podem acumular-se no molde dos bordos do bracket. Esta acumulação localizada de placa bacteriana e a degeneração de partículas de alimentos conduzem frequentemente à descalcificação sobre a cárie. A única modificação do procedimento anterior é que adicionamos os selantes A e B. Este selante contém o seu monómero, prevenindo assim a cárie.

1. Do mesmo modo, os APE (brackets pré-revestidos com adesivo) podem ser utilizados com a técnica de ligação indireta. A técnica de ligação indireta seguida por Hoecever no seu estudo é a seguinte:

   1) Obteve-se uma impressão exacta em alginato de cada espécime, que foi vertida no gesso.

   2) Depois de fixados e secos, os modelos foram pintados com uma fina camada de meio separador e deixados novamente a secar;

   3) Foram misturadas quantidades iguais de pastas "diluídas" A e B para colar cada suporte ao modelo.

   4) O excesso de adesivo foi removido antes da fixação.

   5) Após 60 minutos, formou-se um posicionador de silicone individual em cada espécime e deixou-se curar de acordo com as instruções do fabricante.

   6) Cada complexo modelo-posicionador foi colocado em água quente durante 15 minutos para dissolver o meio de separação e, assim, a ligação adesivo-modelo, o posicionador com o seu bracket

embutido foi separado do modelo e a almofada do bracket foi limpa com água morna corrente.

7) Os dentes reais montados foram então gravados e secos como descrito anteriormente.

8) A resina líquida não preenchida A foi aplicada na superfície do dente condicionada e a resina B na base do bracket no posicionador.

9) Cada posicionador foi colocado sobre o dente correspondente, mantido com uma ligeira pressão durante 2 minutos e removido após 3 minutos adicionais.

10) A interface braquete-adesivo-dente foi inspeccionada visualmente para detetar espaços vazios, que foram selados com uma mistura de resinas não preenchidas A e B (foram deixados espaços vazios não preenchidos em cinco amostras).

11) Cada amostra foi armazenada durante 24 horas a 100% de humidade a 37° C antes do ensaio.

Concluíram do seu estudo que

1. A comparação das resistências de ligação entre os acessórios de ligação direta e indireta in vitro não mostrou diferenças significativas entre os dois grupos.
2. Na inspeção visual, foi possível detetar espaços vazios em 65% das amostras indirectas; os espaços vazios não preenchidos provocaram uma diminuição significativa da resistência da ligação ($P < 0,001$).
3. A selagem de espaços vazios com resina líquida produziu resistências de ligação comparáveis às ligações diretas e às ligações indirectas sem espaços vazios.
4. Embora 72% do grupo indireto tenha falhado predominantemente na

interface esmalte-resina (vs. 56% da amostra direta), não se verificou uma diminuição significativa da resistência de união.

Os dados relatados neste estudo in vitro indicam que a técnica indireta, tal como descrita, resulta em (1) quantidade reduzida de flash de resina, (2) menor risco de espaços vazios que podem enfraquecer a ligação e permitir a acumulação de placa, (3) espessura mínima do adesivo, (4) resistência de ligação suficiente e (5) limpeza mais fácil após a descolagem.

Técnica de colagem indireta com um adesivo fotopolimerizável por Read e O'Brien

- Um modelo em pedra foi moldado a partir de uma impressão exacta dos dentes do paciente. O tempo entre a realização da moldagem e a colocação dos brackets foi reduzido ao mínimo.
- As posições dos brackets foram marcadas no modelo e o contorno das bases dos brackets foi verificado em relação à superfície do dente, tendo sido refeito se necessário.
- Os brackets foram então fixados ao modelo de pedra com o material de ligação curado por luz visível.
- Qualquer excesso de material à volta do bracket foi cuidadosamente removido. Quando todos os brackets foram colocados, o material foi polimerizado com uma fonte de luz visível (Coe-lite, Coe Dental, Chicago, III).
- A luz foi direcionada para o longo eixo de cada dente, de modo a que o centro do feixe fosse direcionado para o material compósito entre o bracket e o modelo.
- Esta parte do procedimento foi realizada atrás de um escudo protetor (Premier Dental Products, Norristown, Penn.).

- Cada bracket necessitou de uma polimerização individual de 30 segundos. A polimerização completa pode então ser confirmada tocando o material com uma sonda afiada no ponto mais afastado da fonte de luz.

- Em seguida, foi moldada uma bandeja de transferência formada a vácuo, feita de uma folha de plástico transparente e macio de 2 mm de espessura (Drusoft, Dreve, Alemanha Ocidental) sobre os suportes.

- O modelo foi mergulhado em água durante 15 minutos antes de ser retirado do tabuleiro.

- A moldeira foi então cortada em forma de ferradura, de modo a que o bordo se estendesse apenas até à margem gengival; isto evitou que qualquer humidade na gengiva escorresse por baixo da moldeira apertada por ação capilar.

- Os dentes foram secos e o encaixe da moldeira foi verificado.

- Os dentes foram cuidadosamente limpos com pedra-pomes, as superfícies de esmalte foram condicionadas com ácido fosfórico a 37% durante 60 segundos, e os dentes foram depois lavados com quantidades abundantes de água e secos com ar comprimido de uma fonte de ar sem óleo.

- Enquanto os dentes estavam a ser gravados, o compósito nas bases dos brackets foi limpo e ligeiramente desgastado com uma pedra alpina verde.

- As superfícies secas de esmalte e o compósito em cada base de braquete foram então pintados com resina não preenchida.

- Este procedimento foi efectuado imediatamente antes de a moldeira ser colocada nos dentes, uma vez que qualquer atraso nesta fase resultaria na polimerização do material, uma vez que este estava exposto à luz visível.

Procedimento de colagem

- Fazer modelos em pedra a partir de impressões exactas.
- Para promover a integridade da arcada e reduzir os erros de colagem, adie quaisquer extracções planeadas para depois da colagem.
- Depois de os modelos estarem completamente secos, revesti-los com um meio de separação que substitui a folha de alumínio para evitar que as partículas de pedra contaminem a malha do suporte.
- Utilizando um instrumento rombo, cubra completamente as bases dos brackets com um material de restauração anterior fotopolimerizável e preenchido.
- Posicione cada bracket e, em seguida, remova cuidadosamente o excesso de compósito à volta das almofadas do bracket com um explorador.
- A vantagem de um compósito fotopolimerizável é que permite ao clínico verificar as posições dos brackets em qualquer altura e fazer ajustes.
- Os modelos são então colocados numa unidade de polimerização com luz branca durante alguns minutos.
- Cada dente tem agora uma base de bracket curada e ajustada à medida, que requer apenas uma camada microfina de compósito para fixação. Utilize um sistema de bandeja dupla, como recomendado por Nakaji e Sheffield.
- Em primeiro lugar, formar em vácuo uma folha macia de Bioplast com 1 mm de espessura sobre os modelos entre parêntesis numa máquina Biostar. Aplicar uma camada de Isolite, um meio de separação eficaz, sobre a superfície exterior do tabuleiro de Bioplast.

- Depois de secar, aplique outra camada de Isolite e, em seguida, forme um tabuleiro duro de Biocryl de 2 mm em vácuo sobre o tabuleiro macio do Biostar.

- O Isolite evita a aderência e permite a personalização dos dois tabuleiros.

- A moldeira macia de Bioplast deve estender-se até à margem gengival, enquanto que a moldeira dura de Biocryl deve estender-se apenas até à ranhura do bracket. Antes de aparar as moldeiras, volte a colocar o modelo com a moldeira macia na unidade de luz para uma polimerização adicional das bases dos brackets.

- Limpar bem os dentes com uma pedra-pomes para remover toda a placa bacteriana.

- Inserir um Dry Field System com retractores de bochechas, lábios e língua e tubos de injeção de saliva.

- Deslizar o protetor de língua distalmente dentro dos retractores da bochecha até um pouco além dos molares terminais.

- Condimentar os dentes em ambas as arcadas durante 30 segundos com ácido fosfórico a 37%, depois enxaguar abundantemente com água e secar com um secador de ar quente.

- Uma seringa de ar comprimido contém demasiada condensação e óleo para este passo importante.

- Misturar selante suficiente para um arco numa laje congelada para aumentar o tempo de presa.

- Revestir um arco com o selante; repetir com o outro arco.

- Condicionar as bases dos brackets com metacrilato de metilo para assegurar uma adesão sólida ao compósito.

- Misture um compósito de duas pastas na placa congelada, coloque-o numa seringa e aplique uma pequena gota na porção gengival de cada base de bracket.
- O ortodontista pode assentar as moldeiras inferiores macias e duras enquanto o assistente carrega as moldeiras superiores com o compósito acabado de misturar.
- O ortodontista coloca então as moldeiras superiores e o doente morde um rolo de algodão de cada lado para estabilizar as moldeiras duplas.
- O tabuleiro rígido evita qualquer distorção do tabuleiro macio que possa comprometer o encaixe dos suportes.
- Depois de o doente ter mordido os rolos de algodão com uma pressão moderada durante cinco minutos, remover as moldeiras duras e o sistema de campo seco.
- Retirar as moldeiras macias dos brackets e dos dentes com um par de pinças hemostáticas. Não serão necessários procedimentos especiais de limpeza se a quantidade de compósito utilizada não for excessiva.
- Os arcos iniciais podem ser colocados imediatamente.
- Passar o fio dental nos pontos de contacto para remover qualquer selante ou pontes de compósito.

➢ **Um novo olhar sobre a ligação indireta**

A seguinte técnica de ligação indireta é uma modificação da técnica Thomas, utilizando o compósito Therma Cure e o material de impressão Reprosil vinil polisiloxano. O adesivo termopolimerizável permite um tempo de trabalho praticamente ilimitado para a colocação de brackets no molde de gesso. O material de impressão forma uma base flexível, mas altamente precisa, que pode ser facilmente removida.

Procedimento:

1. Impressões para elencos de trabalho indireto

2. Efetuar a profilaxia das superfícies faciais dos dentes com uma taça de borracha e pedra-pomes.

3. Efetuar impressões de alginato com moldeiras metálicas perfuradas ou com rebordo.

4. Marque o paciente para o procedimento de ligação dentro de uma a duas semanas para minimizar a hipótese de os dentes se desviarem. As extracções e os procedimentos como a remoção do rotor de ar devem ser adiados para depois da colagem, mas o recontorno ou as restaurações de dentes individuais devem ser efectuados antes da obtenção das impressões. Os molares podem ser ligados antes ou depois das impressões.

Preparação de elencos de trabalho

1. Verter imediatamente as impressões numa pedra dura.

2. Depois de o gesso ter assentado, separar os moldes das moldeiras. Quando os moldes estiverem secos, preencher quaisquer espaços vazios com um gel adesivo fotopolimerizável, e curar durante 20-30 segundos. Tenha cuidado ao remover as bolhas, porque a remoção de demasiado gesso irá reduzir a precisão da moldeira de transferência.

3. Marcar com um lápis os bordos incisais, os pontos centrais mesiodistais e os eixos longos dos dentes em cada molde, juntamente com as posições incisogengivais preferenciais das ranhuras dos brackets.

4. Aplicar duas camadas finas de meio de separação líquido nas superfícies faciais dos dentes do molde e deixar secar

Colocação de suportes no molde

1. Aplicar a resina composta Therma Cure na almofada de malha de cada bracket, utilizando um movimento de "bater" para cobrir toda a malha.
2. Coloque os brackets em cada molde com uma pressão firme e posicione-os de acordo com as marcas de lápis. O compósito termopolimerizável proporciona ao médico ou ao assistente de laboratório um tempo de trabalho praticamente ilimitado.
3. Se os assistentes estiverem a colocar os brackets, o ortodontista deve verificar as posições dos brackets e certificar-se de que o excesso de adesivo à volta das almofadas e as interferências oclusais foram eliminadas. O compósito está então pronto para curar.

Cura da Resina Composta

1. Colocar os moldes num forno aquecido para curar (um forno de torradeira funciona bem). O Therma Cure requer 15 minutos a 325°F. É importante utilizar um termómetro de forno, porque as temperaturas podem variar de forno para forno, especialmente quando são curados vários moldes.
2. Deixar arrefecer os moldes e retirá-los do forno.

Fabrico de raios T de transferência

1. Aplique o material de impressão Reprosil com uma seringa sobre os brackets termicamente curados. Comece pelas superfícies faciais e certifique-se de que cobre cada bracket. Estender o material para as superfícies oclusais ou incisais e parcialmente para as superfícies linguais, mas não tornar a moldeira desnecessariamente espessa.
2. Formar a vácuo o material termoplástico transparente Essix .020" (.5mm) ou .030" (.75mm) sobre o molde, os suportes e o complexo da bandeja inferior. Depois de cortar o excesso de material termoplástico,

mergulhe o conjunto em água morna durante cerca de cinco minutos e, em seguida, separe ambas as moldeiras do molde. Os brackets soltar-se-ão facilmente do gesso e permanecerão encaixados na moldeira flexível. Apare as moldeiras com uma tesoura de coroas e pontes. Enxagúe o material de libertação solidificado residual e outros detritos da moldeira inferior e dos brackets. Inspecionar as almofadas de compósito e aparar qualquer rebarba.

Procedimento de colagem na cadeira

1. Para remover a camada de adesivo inibida pelo ar, raspar ligeiramente o compósito na parte de trás de cada base de suporte com uma broca de diamante ou um Microetcher, ou simplesmente raspar a base de compósito com um instrumento cleioide.

2. Isolar uma única arcada, condicionar o esmalte e enxaguar. Secar com uma seringa de ar.

3. Misturar duas gotas de cada primário Enhance A e B. Aplicar a mistura nas bases de compósito e nas superfícies dos dentes.

4. Misture a resina de ligação não preenchida e aplique-a rapidamente nas bases compostas dos brackets e nos dentes.

5. Assentar imediatamente o tabuleiro. Manter o tabuleiro no lugar durante um minuto e, em seguida, deixar o tabuleiro permanecer no lugar durante cerca de mais quatro minutos.

6. Retirar o material transparente do tabuleiro

7. Desencaixe a moldeira flexível dos dentes com um explorador ou raspador. Utilize um movimento suave e rolante a partir da superfície lingual da moldeira flexível para evitar deslocar os brackets.

8. Inspecionar os brackets. Use fio dental interproximalmente para

remover qualquer ponte de resina não preenchida. Não deve haver praticamente nenhum resíduo de resina de ligação preenchida à volta das bases dos brackets.

- **Um sistema de colagem indireta termopolimerizável e com libertação de fluoreto**

A não remoção do excesso de adesivo após a colagem dos brackets ortodônticos pode levar à acumulação de placa bacteriana. Mesmo quando o excesso de material é razoavelmente bem removido, depósitos podem se acumular ao redor das bordas do braquete. Essa formação localizada de placa bacteriana e a degeneração de partículas de alimentos frequentemente levam à descalcificação ou mesmo à cárie. Vários pesquisadores têm defendido o uso de enxaguatórios e dentifrícios fluoretados em pacientes ortodônticos. A incorporação de flúor em resinas de permuta iónica, permitindo uma libertação sustentada de um nível terapêutico de flúor, tem-se revelado eficaz na prevenção da cárie. Esta técnica é uma modificação da técnica de colagem indireta anteriormente descrita, utilizando Therma Cure, uma resina termopolimerizável com libertação de flúor.

Técnica

1. Fazer uma impressão exacta em alginato dos dentes a serem colados. Pode ser utilizado um registo de mordida para verificar a colocação vertical dos brackets em oclusão cêntrica.
2. Verter a impressão em gesso ortodôntico. Certifique-se de que os moldes não têm espaços vazios nem bolhas e têm superfícies lisas. Aparar os moldes de acordo com o registo da oclusão cêntrica.
3. Deixar secar os moldes. Marcar os eixos longos das coroas dos dentes com um lápis. Compensar as angulações das raízes, se desejado, consultando a radiografia panorâmica. Marcar as posições das

ranhuras horizontais, incorporando quaisquer variações desejadas na angulação.

4. Nos moldes secos, pintar as superfícies faciais dos dentes a serem colados com uma mistura 1:1 de substituto líquido de folha de Flandres (ou meio de separação) e água. Deixar secar os moldes durante, pelo menos, quatro a seis horas - se possível, durante a noite.

5. Ao colar brackets metálicos, utilize acetona ou álcool puro num pincel para remover quaisquer óleos ou contaminantes das bases dos brackets. Para os brackets de plástico, aplique uma camada de condicionador de brackets de plástico e deixe secar durante um a dois minutos. Os brackets de cerâmica não requerem a aplicação de um agente de limpeza ou pré-condicionador.

6. Utilizando um instrumento pequeno e de lâmina plana, coloque uma pequena quantidade de Therma Cure na parte de trás de cada bracket. Assegurar que a pasta é trabalhada na malha do bracket e que a malha é completamente coberta. Colocar o bracket no modelo e ajustar a sua posição de acordo com as linhas de referência; o tempo de trabalho é ilimitado. Pressionar o esquadro na sua posição, retirando o excesso de material por baixo da base. Retirar o excesso de cola à volta do suporte.

7. Aqueça o molde com os suportes no lugar num forno de bancada, regulado a 325°F, durante 20 minutos. Este processo irá curar a resina composta. Calibre o termóstato do forno mensalmente com um termómetro de forno. Retire o modelo do forno e deixe-o arrefecer.

8. Fazer um tabuleiro de transferência a partir de material de impressão de silicone ou de uma folha de plástico formada a vácuo. É preferível o material de silicone que é manipulado para encapsular os brackets e fazer uma impressão do modelo. Isto permite que todos os brackets sejam colados simultaneamente nas suas posições pré-determinadas.

9. Depois de o tabuleiro de transferência ter endurecido, cortar o excesso de material com uma faca Bard-Parker. Mergulhar o modelo numa tigela com água morna durante cerca de 30 minutos para dissolver o meio de separação e permitir a fácil remoção do tabuleiro de transferência. Os brackets serão então embutidos na moldeira, com resina curada nas bases dos brackets, formando uma "base personalizada".

10. Limpe a parte de trás dos suportes com acetona ou álcool puro num pincel e deixe-os secar. Se necessário, remova cuidadosamente qualquer pedra restante ou meio de separação da base personalizada com um explorador, tendo o cuidado de não arranhar a moldeira ou remover qualquer resina curada.

11. A decisão de seccionar a moldeira ou de unir toda a arcada de uma só vez fica ao critério do operador. O autor preferiu seccionar as moldeiras em quadrantes ou seccionar cada arcada em um segmento anterior e dois posteriores. O seccionamento reduz a possibilidade de contaminação com saliva.

12. Pintar uma camada generosa de condicionador de braquetes de plástico ou de reforçador de adesão Enhance na parte de trás de cada braquete e deixar secar o condicionador durante, pelo menos, um minuto. Efetuar uma profilaxia completa dos dentes a serem colados, isolar as arcadas e obter um campo seco. Condicionar as superfícies de esmalte a serem coladas com ácido fosfórico durante 20-60 segundos.

13. Misturar os selantes Maxicure A e B. Este selante, que contém fluoreto de hidrogénio no seu monómero, atinge a sua presa inicial em 60 segundos, pelo que não se deve perder tempo depois de ter sido misturado. O clínico pode pintar uma fina camada de selante nas superfícies vestibulares dos dentes, enquanto o assistente pinta uma fina camada na parte de trás dos braquetes. Colocar rapidamente a

moldeira na boca e assegurar o assentamento correto, aplicando uma ligeira pressão oclusal.

14. Manter a moldeira no lugar, aplicando uma pressão firme mas suave com os dedos na vestibular e com o polegar na oclusal, durante pelo menos dois a três minutos. Solte a moldeira e deixe-a assentar durante mais quatro minutos.

15. Retirar a moldeira de transferência, cortando primeiro a parte oclusal ou retirando toda a moldeira. Qualquer excesso de adesivo, que consistirá principalmente de selante curado, pode ser facilmente removido com um raspador. Enxaguar os dentes com água para minimizar o sabor desagradável do material de resina.

Colagem indireta com brackets pré-revestidos com adesivo por Ronald b. cooper- Os brackets pré-revestidos com adesivo (APC) têm uma série de vantagens clínicas, incluindo consistência e precisão de posicionamento, facilidade de colocação e redução do tempo de cadeira. Eles podem ser colados tanto indiretamente quanto diretamente.

Métodos

A técnica de colagem é a seguinte:

1. Fazer uma impressão exacta em alginato da dentição completa do paciente. Obter um registo de mordida em oclusão cêntrica.

2. Verter as impressões em gesso ortodôntico. Os moldes devem ser lisos e sem bolhas. Recomenda-se a espatulação a vácuo. Deixar secar os moldes e cortá-los de acordo com o registo oclusal. Não é necessária uma base.

3. Utilizando a radiografia panorâmica como guia, marcar a lápis o longo eixo de cada dente na linha média. Marque a altura da ranhura a partir do bordo incisal da ponta da cúspide facial e inclua quaisquer variações

de inclinação desejadas.

4. Determinar a prescrição para a altura individual do braquete e os desvios de rotação, dependendo do tipo de caso e de quaisquer anomalias na forma do dente. Se existir uma variedade de braquetes pré-ajustados no inventário, então a seleção do torque também é possível.

5. Diluir um meio de separação (substituto da folha de alumínio) com água numa proporção de 4:1. Pintar uma camada fina sobre o molde e deixar secar completamente (uma a duas horas). Utilize um composto de bloqueio para preencher quaisquer reentrâncias, espaços interproximais ou defeitos no molde, para que a moldeira macia não bloqueie no lugar.

6. Colocar os suportes no molde sob uma luz amarela, como uma lâmpada incandescente normal, ou utilizar uma luz ambiente normal se o tempo de trabalho for igual ou inferior a 20 minutos; evitar uma luz direta forte. Retirar cada suporte APC da sua cavidade e colocá-lo firmemente sobre a pedra marcada. Ter cuidado para não contaminar o adesivo com os dedos, luvas ou pó de laboratório. Ajustar os suportes para qualquer rotação desejada, ponta ou correção da altura do suporte, utilizando um suporte de suporte ou uma máquina de posicionamento como uma TARG ou Slot Machine. Guarde o molde num local escuro para uma verificação final pelo médico.

7. Cure cada suporte metálico durante 20 segundos ou coloque todo o conjunto numa caixa de luz, de acordo com as instruções do fabricante. Devem ser usados óculos de proteção quando se utiliza a luz azul intensa.

8. Coloque o molde com os suportes num molde acrílico a vácuo (Tru-tain ou Biostar) e forme uma folha de 2 mm de Bioplast transparente e macio

sobre o molde. Aparar este tabuleiro macio com uma lâmina de barbear aquecida. Quando o acrílico tiver arrefecido, pulverizar a moldeira macia durante 4-5 segundos com um spray de silicone (Isolite). Forme uma folha de 1,5 mm de material de tala de acrílico duro e transparente sobre o molde e a moldeira macia. Marcar os bordos do tabuleiro exterior com um marcador e cortar o tabuleiro com uma lâmina de barbear aquecida. Para um controlo ótimo da humidade, o bordo da moldeira rígida deve estar ao nível da gengiva na lingual e o mais próximo possível dos bordos gengivais dos brackets na facial.

9. Remova qualquer meio de separação restante ou rebordos ásperos com uma pedra verde de velocidade lenta ou um spray de areia, tendo o cuidado de não recontornar as bases do suporte. Utilizando uma bola de algodão ou de espuma, limpe os bordos das bases dos brackets com um monómero acrílico líquido ou acetona. Podem ser efectuados cortes verticais com um bisturi no lado do dente da moldeira macia, centrados sobre cada bracket e à profundidade do bracket, para facilitar a remoção da moldeira macia. Guarde o molde e as moldeiras completas numa área limpa.

10. Quando estiver pronto para a colagem, isolar os dentes a serem colados com um sistema de ejeção de saliva, como o Nola DFS. Condicionar as áreas a serem coladas numa arcada durante 15-20 segundos cada com um gel de ácido fosfórico ou líquido viscoso. Enxaguar e secar bem os dentes. Imediatamente antes de assentar a moldeira indireta, cubra os dentes e a parte de trás dos brackets com uma película do primário APC. Assentar primeiro a moldeira macia e depois a moldeira dura. Manter as moldeiras no sítio com uma ligeira pressão dos dedos.

11. Fotopolimerize cada dente interproximalmente durante 10 segundos, começando na distal do dente mais posterior de um lado e avançando. Terminar com uma exposição de 10 segundos na distal do dente

contralateral mais posterior. A maioria das lâmpadas de polimerização emite um sinal sonoro a cada 10 segundos. Remova a moldeira rígida. Utilizando um raspador, levante suavemente a moldeira macia de cada gancho gengival ou asa de amarração, começando pelo dente mais posterior. Uma vez libertada a porção gengival da moldeira macia, toda a moldeira pode ser removida, descascando-a em direção à lingual.

Repetir o procedimento na arcada oposta. Os arcos podem ser colocados imediatamente após a remoção das moldeiras. Qualquer flash, que é meramente um primer fotopolimerizável, pode ser facilmente removido com um raspador ou pelo paciente durante a escovagem normal dos dentes. A colagem indireta de duas moldeiras com brackets APC fotopolimerizáveis oferece muitas vantagens em relação às técnicas convencionais:

1. Os assistentes consideram-no fácil de aprender e de executar.

2. Os passos são reduzidos e o tempo de cadeira é pelo menos 30% menor.

3. O adesivo extra permite que sejam efectuadas configurações de caixa individualizadas para rotações excessivas.

4. A interface suporte/adesivo é de qualidade constante, uma vez que é aplicada pelo fabricante.

5. A visualização e o controlo da humidade são melhorados pela utilização de tabuleiros em acrílico transparente.

6. Os anti-sialogogos não são necessários.

7. Os resíduos de adesivo são reduzidos através da eliminação de almofadas de mistura, seringas e outros doseadores.

8. Os suportes são mais fáceis de identificar pelos assistentes de laboratório porque cada embalagem blister está corretamente marcada

e orientada.

9. O controlo de inventário é simplificado pela embalagem de suporte único em unidades de cinco.

10. A facilidade e a rapidez deste método fazem dele uma técnica indireta de nível de entrada ideal para os profissionais que atualmente se limitam a colar diretamente.

Nova técnica de lâmpada ultravioleta

A Clevdent Division da Cavitron Corporation, Cleveland, Ohio, produziu uma lâmpada ultravioleta capaz de polimerizar metade de uma arcada inteira em 90 segundos. A lâmpada, com a forma de metade de uma arcada dentária, não se desliga devido a sobreaquecimento. De facto, segundo o fabricante, pode ficar ligada continuamente durante muitas centenas de horas, sendo o calor emitido pela lâmpada insignificante. Não necessita de uma grande consola para ser ligada, pelo que a luz ocupa apenas uma pequena área da mesa do suporte.

A técnica indireta

1. Cada doente recebe dois comprimidos de 50 mg de Banthine no consultório, meia hora antes de iniciar o procedimento. Os adultos recebem três comprimidos. Trata-se de um anti-sialogogo. As únicas contra-indicações para esta pré-medicação são os antecedentes cardíacos congénitos, os sopros cardíacos e as perturbações urinárias ou estomacais. Além disso, os doentes que usam lentes de contacto são avisados para não as usarem durante todo o dia.

2. As moldeiras dos brackets são revestidas moderadamente com Nuva Tach e colocadas de lado antes deste procedimento para poupar tempo e assegurar uma atenção total à boca durante o período de controlo anti- humidade, pois em nenhuma circunstância a atenção do operador

deve ser desviada do doente. Um deslize da língua ou da bochecha do doente ao passar rapidamente sobre as superfícies dos dentes provocará a falha deste sistema ou de qualquer outro sistema adesivo.

3. Todos os dentes são escovados com uma pasta não fluoretada e não perfumada.

4. O doente enxagua-se. A partir desta altura, o doente está sob vigilância apertada para garantir a secura absoluta. Esta é a única altura em que o doente é autorizado a enxaguar a boca.

5. Os ângulos de gotejamento são colocados nos vestíbulos vestibulares sobre os ductos parotídeos, os retractores também são inseridos e o evacuador é colocado na boca. Os autores consideram que os ejectores de saliva normais não permitem um controlo suficiente da saliva. Recomenda-se a instalação de unidades evacuadoras, portáteis ou um sistema central, nos consultórios ortodônticos.

6. Todos os dentes são secos ao ar, certificando-se de que não há óleo ou água nas linhas de ar. Podem ser instaladas unidades baratas entre o compressor e as linhas de ar para garantir a secagem completa. Não utilizar seringas combinadas de ar e água.

7. Os dentes são condicionados com condicionador dentário, uma solução de ácido fosfórico tamponado. Uma bola de algodão é embebida no condicionador e passada suavemente sobre todas as superfícies vestibulares e labiais durante 60 segundos. Estudos microscópicos provam que mais segundos de condicionamento dissolvem as projecções cónicas do esmalte, que são tão importantes para uma boa adesão.

8. Os dentes são lavados com um jato de água, tendo o cuidado de remover todo o condicionador.

9. Os dentes são secos ao ar e devem assumir um aspeto branco-giz. Os condicionadores de gel atualmente existentes no mercado não são desejáveis, devido à dificuldade de remover todo o gel tenaz através de uma simples lavagem. Se permanecerem pequenas quantidades de gel, a ligação falhará subsequentemente. Ao efetuar o condicionamento, é desejável condicionar o mais próximo possível da margem gengival. O Nuva Seal deve também ser pintado nestas superfícies perto da gengiva. Isto parece proporcionar uma proteção futura para os dentes durante os dois ou mais anos de terapia com aparelhos. A colagem dos brackets não evita a descalcificação que pode ocorrer se a acumulação de alimentos ou uma má higiene oral for constante durante o tratamento. A acumulação de partículas de alimentos e detritos pode ocorrer na gengiva, nas margens de colagem. Nuva Seal protegerá estas áreas.

10. Nuva Seal é pintado em todas as superfícies tratadas.

11. A moldeira de bracket pré-carregada é inserida na boca. A linha média da moldeira deve ser claramente marcada com um lápis de marcação preto ou vermelho para garantir uma inserção precisa da moldeira.

12. O novo Quick Lite é então colocado diretamente ao lado da moldeira ao longo das superfícies vestibulares e labiais dos dentes. A luz é moldada à arcada para polimerizar todos os Nuva Tach e Nuva Seal simultaneamente em apenas 90 segundos, do segundo molar ao incisivo central.

13. Assim, em 3 minutos, toda a arcada está concluída e a moldeira é retirada.

14. O mesmo procedimento é seguido para o outro arco.

15. Os brackets colados estão prontos para a inserção do fio.

É uma boa técnica colocar a lâmpada inicialmente durante 10 segundos, primeiro num lado e depois no outro, antes de iniciar a Etapa 12. Isto fixa os brackets nos dentes rapidamente, minimizando qualquer ação "flutuante" que possa ocorrer no lado não tratado enquanto o outro lado é trabalhado. Se a quantidade adequada de Nuva Tach foi usada na parte de trás dos braquetes dentro da moldeira, não deve haver ponte entre os dentes e nenhum excesso a ser removido na gengiva. Todos os dentes são verificados quanto a esta possibilidade, passando o fio dentário interproximalmente entre todos os dentes que foram colados. O fio dentário usado com firmeza removerá facilmente as pontes Nuva Seal. As pontes Nuva Tach, no entanto, devem ser quebradas com tiras de aço ou com uma broca do tipo Roto-Pro ou Elman scaler numa peça de mão de alta velocidade. Os fios devem ser inseridos na mesma consulta em casos de não extração. Os autores preferem utilizar fios Wilcat suaves para o nivelamento inicial em casos de bordos. O fabricante informa que o Nuva Tach atinge a sua maior resistência 24 horas após a presa. Os casos de extração devem ser colados antes da marcação da cirurgia. Isto é óbvio, uma vez que a precisão das moldeiras não pode ser mantida se ocorrerem movimentos dentários, mesmo em quantidades mínimas, nos espaços de extração.

Embora possam ser utilizados tanto braquetes metálicos quanto plásticos, a retenção mecânica é de suma importância. Caso se opte por braquetes de plástico, a experiência dos autores indica que apenas os seis dentes anteriores superiores sejam utilizados com esses braquetes. A quebra ocorre com muita frequência nas regiões de bicúspides e molares. Embora os braquetes plásticos quebrem, principalmente quando são utilizados fios retangulares, os autores consideram que, apesar dos reparos necessários de tempos em tempos, a aceitação do paciente supera em muito os pequenos problemas. A aplicação de forças de torque nos segmentos anteriores pode ser feita de forma eficiente, quando se utilizam braquetes plásticos, com o auxílio de fios auxiliares de torque, eliminando, assim, os fios retangulares para essa finalidade. Quando são utilizados braquetes metálicos, podem ser inseridos fios rotineiros, sem qualquer limite de torque. Um laboratório especializado na técnica indireta reveste os flanges dos brackets com Nuva Tach para assegurar uma retenção adequada. Se as moldeiras forem feitas no próprio laboratório do ortodontista, é importante que este passo seja feito corretamente. Não dependa de qualquer agente químico vendido pelo fabricante que alega assegurar a ligação química entre os braquetes e o material de ligação.

Vantagens do Quick Lite

A forma da luz tem muitas vantagens:

1. Os suportes múltiplos são efectuados num tempo total de 90 segundos.
2. Toda a técnica é agora reduzida de 30 minutos por cintagem completa para 6 minutos. Assim, é cinco vezes mais rápida.
3. O menor tempo envolvido diminui naturalmente a possibilidade de a humidade contaminar o procedimento, pelo que se deve presumir que o sucesso da técnica é cinco vezes maior.
4. Em consultórios muito ocupados, o tempo pode ser reduzido para metade utilizando duas luzes em cada doente em simultâneo.

O fabricante garante a sua segurança e assegura que não existem efeitos secundários prejudiciais para o doente ou para o operador. É igualmente importante referir que a lente é inquebrável.

➢ **Sistemas de colagem indireta ortodôntica digital**[96]

Com inovações como os scanners intra-orais e as impressoras 3D, que são fáceis de possuir e manter, e com o aumento da disponibilidade de materiais de impressão 3D biocompatíveis, os ortodontistas têm curiosidade em utilizar esta tecnologia para melhorar o posicionamento dos brackets ortodônticos, o que exigiria um reposicionamento mínimo ou nulo durante o tratamento. Existem diferentes métodos que utilizam a CBCT e a VTO como guia para decidir digitalmente o posicionamento dos brackets e utilizam moldeiras de colagem indireta impressas em 3D para a colagem ortodôntica. Com a fusão de tecnologias digitais, como a digitalização intra-oral e a impressão 3D no fluxo de trabalho do laboratório de ortodontia, é necessário explorar as oportunidades e a facilidade que estas tecnologias trazem à técnica de colagem indireta. A crescente popularidade da digitalização intra-oral abriu novos caminhos para o planeamento, conceção e execução do tratamento ortodôntico dos pacientes. O sistema de colagem indireta foi desenvolvido como um processo laboratorial manual. Tem sido relatado que uma moldeira à base de silicone tem melhor precisão em comparação com uma moldeira termoformada. Atualmente, a colagem indireta utiliza o desenho assistido por computador e o fabrico assistido por computador (CAD/CAM). Os programas CAD/CAM desenham um modelo virtual para produzir um gabarito de transferência de brackets, e o gabarito de transferência de brackets CAD/CAM facilita a colagem do bracket ao dente alvo. Por exemplo, a modelação tridimensional (3D) do maxilar e da mandíbula pode ser utilizada para a configuração ideal e a impressão 3D de gabaritos de transferência de brackets. Estes estariam, subsequentemente, envolvidos na transferência de brackets com posicionamento individualizado dos brackets com base no objetivo de tratamento virtual, bases de resina personalizadas e formas de arco adequadas, dando uma imagem completa do progresso do tratamento. As formas de arco simplificam a dobragem do fio do lado da cadeira, as bases de resina personalizadas simplificam o requisito das dobras de terceira ordem e os gabaritos de transferência de brackets ajudam a posicionar os brackets de acordo com o planeamento digital com precisão. Os recentes avanços na colagem indireta digital utilizando o software OrthoAnalyzer 3Shape e o software Onyx Ceph Image Instruments, que inclui o planeamento digital, diferentes designs de moldeiras e impressão 3D interna, facilitando a sua incorporação na prática ortodôntica diária.

- **Colagem digital indireta por CBCT**

- Antes da colocação virtual dos brackets, a possibilidade de emendar DICOM/STL permite-nos conhecer e localizar o eixo exato das raízes e coroas, o que tem um efeito direto na expressão da prescrição do sistema escolhido (Fig. 26a, 26b & 26c).

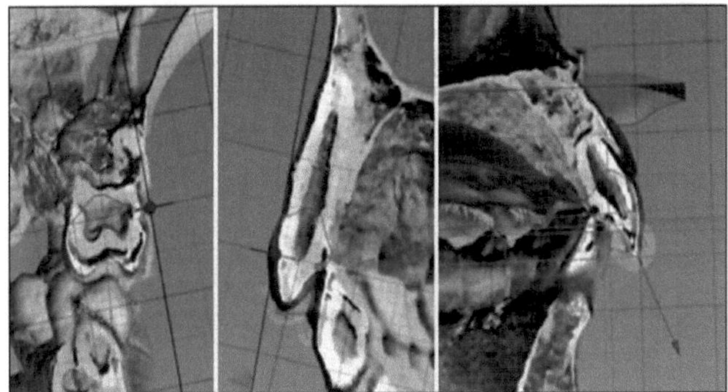

Fig. 26: (a) Localização dos eixos corono-radiculares, primeiro molar superior, (b) posição dos eixos corono-radiculares, canino superior, (c) localização dos eixos corono-radiculares, incisivo central superior.

- Uma vez localizados os eixos axiais dos dentes, os braquetes virtuais são colocados (Fig. 27a, 27b, 27c e 27d). É importante ressaltar que a colagem digital pode ser feita com qualquer tipo de braquete, o que permite ao ortodontista aplicá-la em seu consultório, independentemente da prescrição de sua escolha.

- Neste caso específico, o autor utilizou a estratégia de colocação de brackets proposta pelos médicos Nasib Balud e David Sarver.

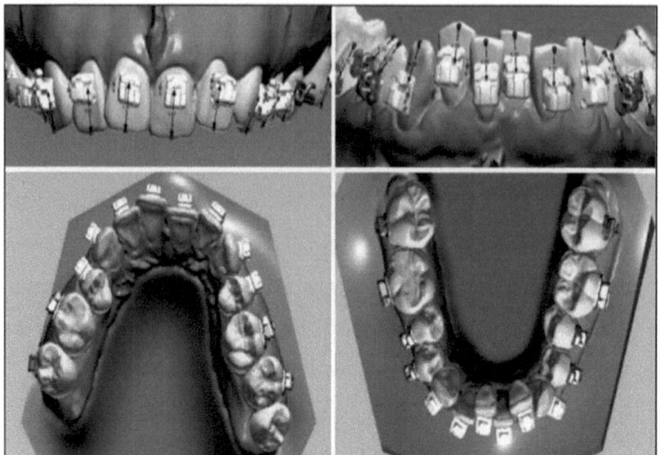

Fig. 27: (a) Posição dos braquetes no modelo, vista frontal dos incisivos superiores, (b) posição dos braquetes, vista frontal dos incisivos inferiores, (c) vista oclusal dos braquetes posicionados na arcada superior, (d) vista oclusal dos braquetes posicionados na arcada inferior utilizando o Software OrthoAnalyzer.

- A posição dos brackets é novamente avaliada na tomografia para garantir que a localização coincide com o eixo coronal-radicular.
- O próximo passo é avaliar a emenda entre a tomografia, os tubos e os braquetes com o comprimento do eixo do dente. Essas ferramentas nos ajudarão a avaliar o torque que será aplicado em cada dente (Fig. 28a & 28b).

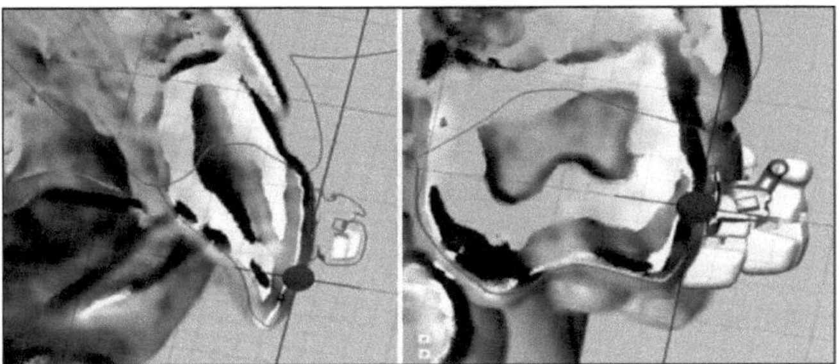

Fig. 28: (a) União do scanner e da tomografia com o suporte para avaliação dos eixos, (b) União do scanner e da tomografia com um tubo para avaliação dos eixos

- Uma vez que a posição dos suportes corresponde aos objectivos do nosso plano de tratamento, depois de o revermos em pormenor. Preparam o modelo para a posterior conceção da guia. Esta preparação consiste em eliminar praticamente as zonas de retenção.

- Uma vez libertadas as retenções, desenhar as moldeiras tendo em conta a altura suficiente para suportar os brackets e os tubos, mas tendo o cuidado de não os envolver demasiado para não gerar retenção mecânica. Para facilitar a remoção da guia após a cimentação dos brackets, é importante não incluir os ganchos no interior da guia e cobrir dois terços do bracket (Fig. 29a & 29b).

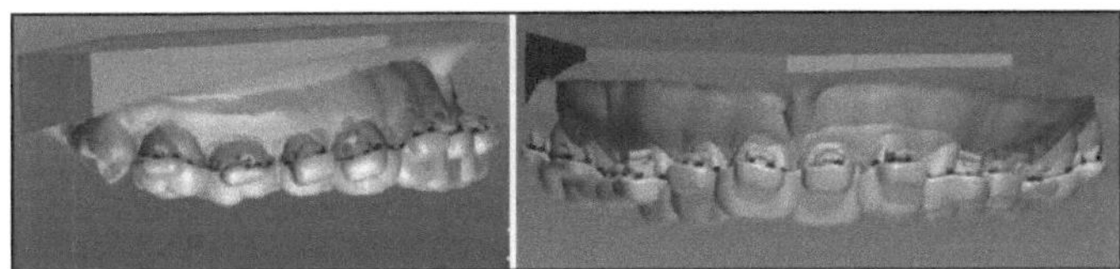

Fig. 29: (a) Conceção da guia montada no modelo superior, vista lateral, (b) conceção da guia montada no modelo superior, vista frontal.

- O passo após o desenho é importante para avaliar a precisão da guia no modelo, o que ajudará a evitar erros quando a levar à boca do doente.

- Depois de avaliar a precisão da proteção, esta estará pronta para ser impressa utilizando um material suficientemente flexível para que não seja tão retentiva e possa ser facilmente removida após a sua colocação.
- Em seguida, coloque os suportes selecionados utilizando o software e verifique se encaixam perfeitamente no nosso desenho de guia (Fig. 30a & 30b).

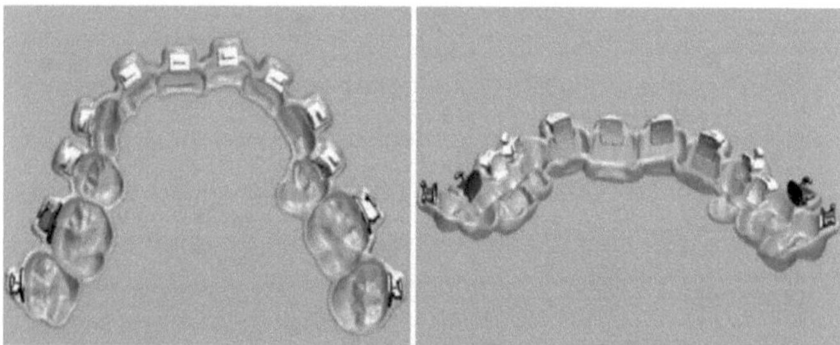

Fig. 30: (a) Guia superior digital com brackets virtuais, vista interior, (b) guia superior digital com brackets virtuais, vista posteroanterior.

- Se for conveniente para o caso, as guias cimentadas podem ser fragmentadas digitalmente, o que é muito útil em casos de apinhamento severo.
- O passo seguinte é a impressão física das guias e a colocação dos brackets na boca do paciente (Fig. 31).

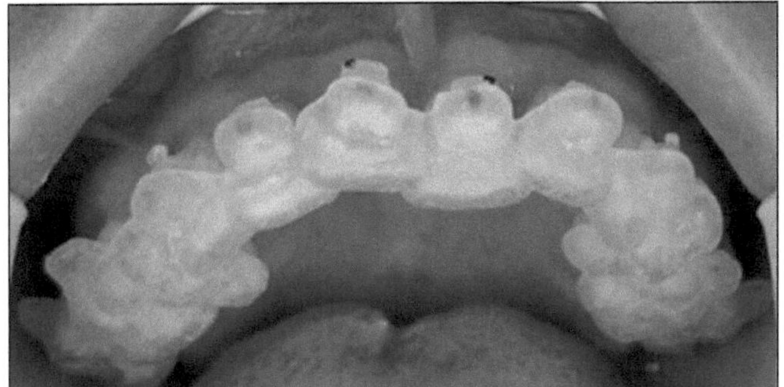

Fig. 31: Colocação de brackets com guia superior completa.

- Como mencionado anteriormente, foi decidido segmentar a guia em três partes devido ao apinhamento na arcada inferior. Uma vez que todos os braquetes tenham sido colocados e curados por 20 segundos cada, a guia é removida. Deve-se ter cuidado para não remover nenhum braquete nesta etapa (Fig. 32).

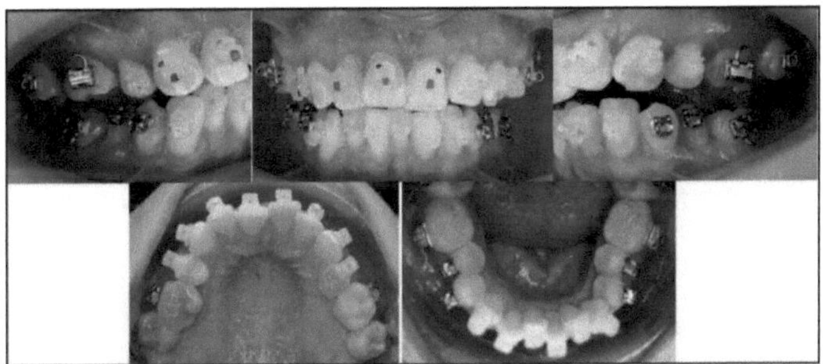

Fig. 32: A moldeira é removida com uma pinça hemostática ao longo da gengiva acima ou abaixo dos brackets e depois rolada para a língua.

> **Ligação digital indireta por VTO**

- Após a digitalização intra-oral, a base digital é construída. Cada dente é separado/segmentado digitalmente (Fig. 33) e, com base no diagnóstico efectuado por um ortodontista especializado, utilizando a cefalometria e as fotografias necessárias, são construídos movimentos dentários virtuais digitais.

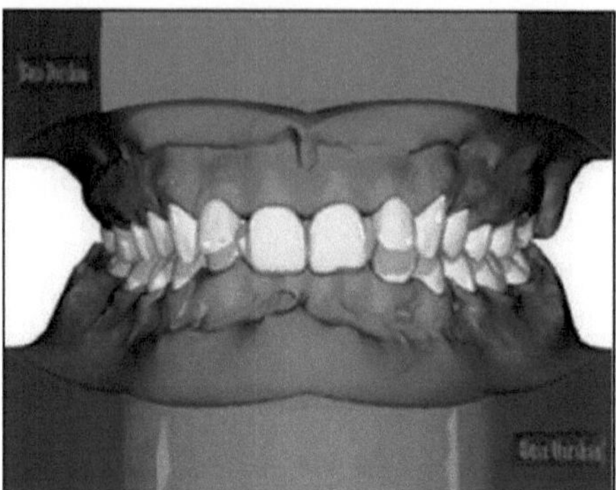

Fig. 33: Segmentação de um dente individual

- Com base no posicionamento final do dente, os braquetes são posicionados em cada dente numa linha reta, conceptualizando um verdadeiro aparelho de arame reto (Fig. 34).

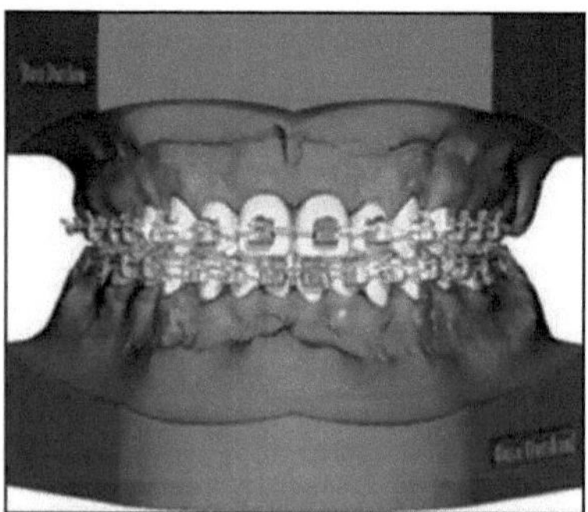

Fig. 34: Posicionamento individual de brackets através do conceito de fio reto

- Este posicionamento do bracket compensa o binário individual para cada dente, que pode ser observado como a distância entre o dente e os brackets. É criado um modelo de compensação de binário para suportar estas distâncias dos brackets, que é utilizado para fazer uma base de compósito antes da colagem utilizando moldeiras de colagem impressas em 3D (Fig. 35a).

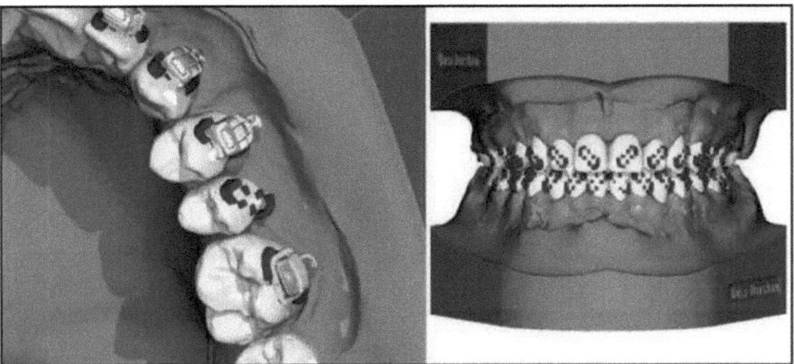

Fig. 35 a: Compensação do binário num suporte individual através de uma base construída digitalmente

- O registo do posicionamento do bracket no modelo VTO é transferido para a má oclusão original (Fig. 35b).
- A flexibilidade do material da moldeira de ligação é inversamente proporcional à cobertura do bracket na moldeira, ou seja, quanto mais rígido o material, menor a cobertura do bracket.

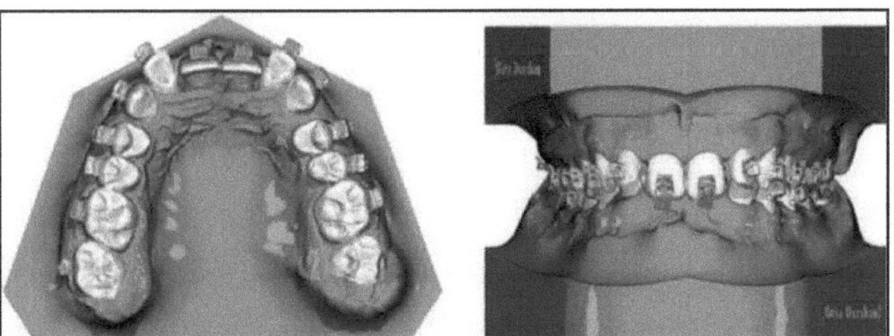

Fig. 35 b: Posicionamento do bracket baseado na VTO transferido para a vista oclusal e frontal da má oclusão.

- Uma vez impressas as moldeiras, é feita uma base de compósito utilizando os modelos de compensação de torque impressos em 3D (Fig. 36), estes brackets são carregados nas moldeiras de ligação indireta. As moldeiras de colagem são segmentadas com base no apinhamento e nas preferências de um ortodontista (Fig. 37) um pequeno segmento da moldeira de colagem indireta carregado com brackets (Fig. 38).

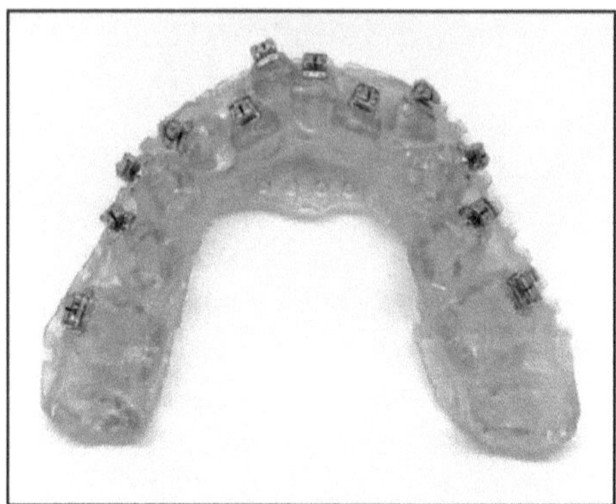

Fig. 36: Braquetes ortodônticos colados na compensação de binário

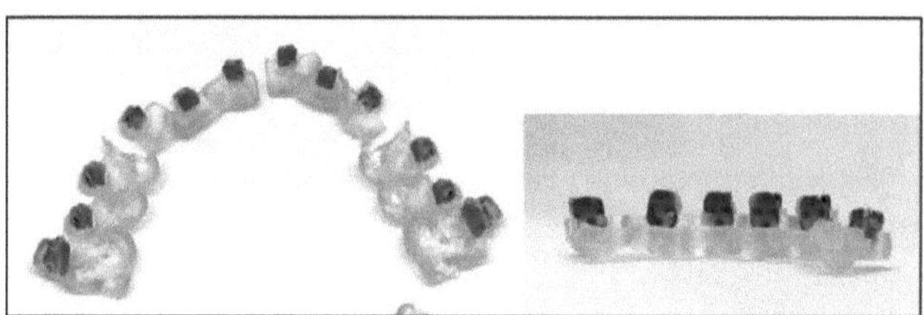

Fig. 37: Base de compósito fabricada na superfície de ligação do bracket utilizando um modelo impresso em 3D

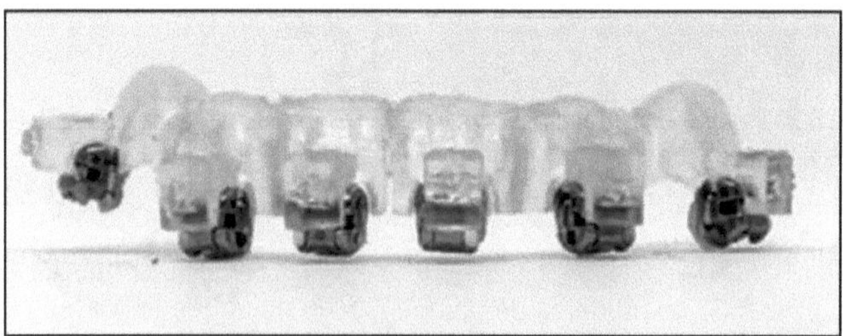

Fig. 38: Bandejas de colagem indireta impressas, segmentadas em parte para colagem

- **Prototipagem rápida: Um novo método de preparação de moldeiras de colagem indireta[97]**

A prototipagem rápida é um procedimento de alta tecnologia em que um objeto sólido é produzido a partir de um modelo informático. Tem sido utilizada com CAD/CAM em ortodontia para personalizar brackets linguais e em cirurgia maxilofacial para fabricar moldeiras personalizadas para reconstrução mandibular após perda óssea. Os ortodontistas poderiam utilizar esta tecnologia para preparar moldeiras personalizadas para colagem ortodôntica. Estas moldeiras são concebidas individualmente num computador e produzidas através de um procedimento de prototipagem rápida. Ajudam o clínico a poupar tempo e a conseguir uma colocação mais exacta dos brackets.

O PROCESSO DE FABRICO

O primeiro passo no processo de fabrico consiste em fazer uma impressão de silicone. Os moldes produzidos a partir desta impressão são utilizados para preparar o modelo inicial da má oclusão. A digitalização sem contacto do modelo inicial é efectuada com um scanner ótico tridimensional (3D) de alta resolução (Structura s.r.l., Ancona, Itália). O scanner 3D examina o modelo a partir de várias perspectivas para criar uma representação 3D completa, com uma resolução de, pelo menos, 0,02 mm. O resultado é uma superfície constituída por muitos milhares de triângulos minúsculos (superfície em linguagem de triangulação padrão; que pode ser rodada, observada e processada num computador com software dedicado (CADental, Structura s.r.l.). Atualmente, a aquisição do modelo de má oclusão demora cerca de 90 minutos e é necessário um operador treinado para garantir a colocação correta no scanner. De seguida, utilizando o software dedicado, o operador posiciona virtualmente o bracket comercial desejado (previamente incorporado na base de dados do software) em cada dente à altura desejada. As medições têm uma precisão de 0,1 mm. Quando os brackets tiverem sido corretamente posicionados, pode iniciar-se o fabrico das moldeiras de prototipagem rápida (RPT). Um comando especial preenche as entradas do bracket com material virtual, produzindo uma figura cúbica que tem as mesmas dimensões máximas do bracket. Foi criado um positivo da RPT, no qual será colocado o bracket real. Para criar o negativo do local, a figura cúbica é coberta com um material acrílico virtual, que representa a moldeira em estado bruto. Um utilitário de software corta o excesso de material virtual, deixando RPTs individuais, agrupadas ou únicas, de acordo com a anatomia da arcada e a preferência do utilizador (Fig. 39a, 39b, 39c, 39d).

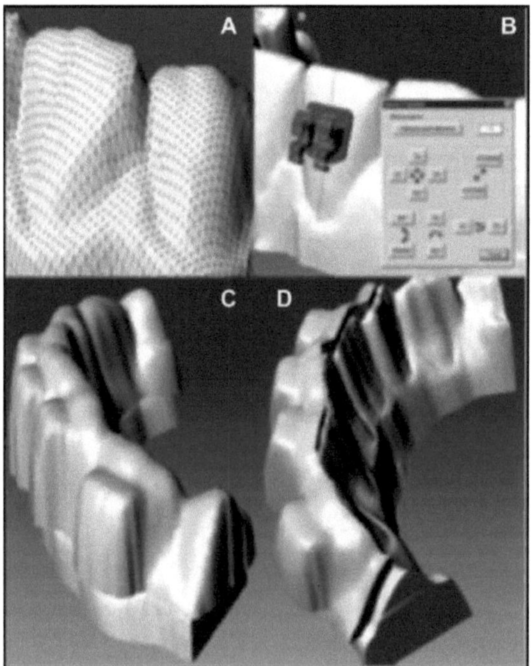

Fig. 39: Processo de conceção da moldeira virtual: a, modelo de má oclusão digitalizado; b, colocação de brackets virtuais; c e d, criação de moldes virtuais

As moldeiras individuais com dimensão mesiodistal adequada são preferíveis porque evitam interferências interproximais devido, por exemplo, ao desalinhamento dentário. Além disso, as moldeiras para cada dente podem ser reutilizadas em fases sucessivas do tratamento, nas quais é necessária a colagem de alguns braquetes. Em contraste, uma moldeira de arcada completa não pode ser reutilizada após a alteração da posição original dos dentes. Para evitar erros de posicionamento, a RPT deve sobrepor as margens do incisivo ou da cúspide o suficiente para dar um ponto de referência para a dimensão vertical. Para ter um ponto de referência mesiodistal imediato, a RPT deve estender-se quase até o espaço interproximal para os incisivos, e pelo menos 1 mm lateralmente a partir do local do braquete para os caninos e pré-molares. A margem gengival deve ser cortada a partir do RPT definitivo. Uma máquina de prototipagem rápida de alta qualidade é usada para converter as moldeiras virtuais no produto final real, feito de um material plástico rígido-elástico.

PROCEDIMENTO DE COLAGEM

Depois de as moldeiras terem sido produzidas e entregues, pode iniciar-se o procedimento de colagem. As superfícies do esmalte bucal são limpas e polidas com pedra-pomes e taças de borracha, lavadas com água e secas. Utiliza-se um gel de ácido fosfórico a 37% (3M Dental Products, St Paul, Minn) para fazer o condicionamento ácido dos dentes durante 30 segundos. Os dentes são novamente enxaguados e secos, devendo estar presente o aspeto branco fosco caraterístico. O primário Transbond XT (3M Dental Products) é aplicado sobre a superfície condicionada numa película fina. Uma quantidade adequada de pasta adesiva Transbond XT (3M Dental Products) é aplicada nas bases dos braquetes (Micerium, Genova, Itália), e os braquetes são posicionados nos locais da RPT (Fig. 40). Em seguida, a RPT pode ser colocada na boca e pressionada sobre as superfícies dentárias, de acordo com a anatomia dos dentes (Fig. 40), e o adesivo é curado. Quando a moldeira é removida, o braquete colado permanece no dente (Fig. 40). Este procedimento é continuado para colar a arcada completa (Fig. 40).

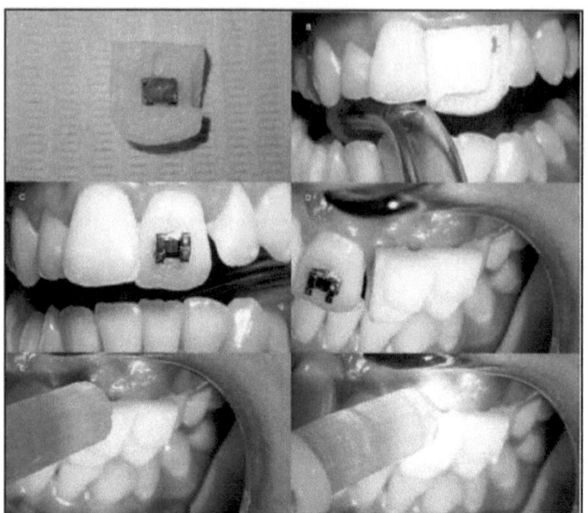

Fig. 40: Aplicação clínica do bracket RPT em RPT com pasta adesiva; RPT colocado no dente, remoção do RPT e colocação do RPT nos dentes adjacentes (pode ser efectuada a colagem da arcada completa); fotopolimerização

Colagem Indireta Lingual

O desenvolvimento de numerosas técnicas ortodônticas, juntamente com progressos notáveis do ponto de vista tecnológico comercial, conduziu à obtenção de padrões ortodônticos excecionalmente elevados. Um aspeto estético agradável aumenta a auto-confiança das pessoas e dá-lhes segurança nos contactos pessoais. A Ortodontia Lingual representa assim a melhor solução para satisfazer as necessidades do paciente sem o risco de prejudicar a eficiência biomecânica e afetar a aparência estética do paciente.

HISTÓRIA

Em 1975, o Dr. Craven Kurz, de Beverely Hills, Califórnia, convenceu-se de que um aparelho lingual colado edgewise era viável e daria uma contribuição significativa para a ortodontia de adultos. Ele criou seus próprios aparelhos linguais, modificando os aparelhos labiais, e os utilizou de forma limitada em seu consultório. Os seus resultados iniciais encorajaram-no a continuar o seu trabalho em ortodontia lingual. Em 1976, a Ormco iniciou a investigação e o desenvolvimento de um aparelho lingual não ortogonal, em estreita colaboração com o Dr. Alexander (Jim) Wildman, em Eugene, Oregon. Este programa apontou muitas das dificuldades envolvidas com um aparelho fixo totalmente lingual. Mais tarde, em 1976, o Dr. Kurz submeteu desenhos e conceitos específicos ao U.S. Patent Office para obter os direitos de patente do seu aparelho lingual edgewise único. Pouco tempo depois, o Dr. Kurz e a Ormco iniciaram um programa intensivo para desenvolver o aparelho e transformá-lo de um sonho em realidade.

Em 1978, foram realizados estudos detalhados, medindo a morfologia das superfícies linguais dos dentes, a fim de reduzir o tamanho das bases dos braquetes e facilitar a colagem lingual. A forma do arco lingual foi estudada topograficamente, para estabelecer o torque lingual e as angulações das pontas em referência às medidas labiais aceites. A partir destes dados acumulados e usando um conceito de design para assegurar a função adequada e o conforto do paciente, o protótipo inicial lingual edgewise foi fabricado em 1979.

Em dezembro de 1979, o Dr. Kinya Fujita, do Japão, publicou um artigo descrevendo aparelhos com desenho de braquete lingual e fios em forma de cogumelo. Seu trabalho confirmou as experiências do Dr. Kurz e da Ormco de que, certamente com refinamentos, os aparelhos linguais são um complemento viável para o arsenal do ortodontista. As dificuldades iniciais com o conforto do paciente e a ligadura do fio foram logo superadas. Os procedimentos de colagem indireta foram aperfeiçoados e, após a aquisição de experiência, chegou-se às seguintes conclusões.

1. As taxas de retenção dos brackets foram tão fiáveis como as dos brackets labiais devidamente colados.

2. O conforto e a aceitação do paciente após o período de adaptação inicial foram, na maioria dos casos, tão bons ou melhores do que com os aparelhos tradicionais.

3. Os padrões de fala dos pacientes voltaram ao normal num curto período de tempo após a colocação do aparelho.

A fim de obter o contributo de outros especialistas, foi criado o Grupo de Trabalho Lingual em dezembro de 1980. A Task Force é constituída pelos autores deste artigo: Dr. C. Moody Alexander, Dr. Richard (Wick) Alexander, Dr. Robert Scholz e Dr. John (Bob) Smith. A Task Force foi inicialmente incumbida da responsabilidade de avaliar o desenho revisto do aparelho durante um período de dois anos.

- Para ajudar a aperfeiçoar a conceção dos suportes (dimensões, binários, angulações, espessura, etc.),

- Desenvolver técnicas de mecanoterapia,
- Para criar desenhos de arcos,
- Discutir as sequências de tratamento, e
- Determinar os critérios de seleção dos casos.

Atualmente, estão disponíveis aparelhos modernos e bem desenvolvidos, procedimentos laboratoriais e mecanismos de tratamento. Os ortodontistas têm a capacidade de incluir aparelhos linguais no plano de tratamento dos seus pacientes e assegurar resultados excepcionais com confiança. A investigação demonstrou que as pessoas fisicamente atraentes atingem níveis de sucesso mais elevados em muitos aspectos da vida do que as pessoas pouco atraentes. Esta vantagem começa à nascença e continua até à idade adulta. A melhoria da aparência física de uma pessoa, como é comum com o tratamento ortodôntico, pode afetar positivamente as interações sociais e profissionais. Ao mesmo tempo, a deterioração da aparência física, como acontece com o uso de aparelhos ortodônticos labiais pouco atraentes, pode afetar negativamente a autoestima. Muitos pacientes, se pudessem escolher, optariam por um aparelho que não fosse visível, desde que o curso do tratamento e a qualidade dos resultados fossem os mesmos de um tratamento convencional.

Durante a evolução da terapia com aparelho lingual, a técnica entrou e saiu das preferências do público e dos profissionais. Ao longo dos anos, o aparelho e a técnica foram melhorados dramaticamente e, como resultado, surgiu um sistema confiável. Preocupações estéticas foram inicialmente responsáveis pelo desenvolvimento do sistema de aparelhos e continuam a ser a principal preocupação para um segmento significativo de pacientes que procuram tratamento ortodôntico. A aparência é, sem dúvida, o fator de motivação mais importante para os adultos, quer seja designada por˗ facial appearance^ ou˗ dental appearance^ ou˗ straight teeth||. Os aparelhos linguais têm sido e são uma opção de tratamento, pois melhoram a estética, uma vez que são menos visíveis. Com estes aparelhos, o profissional pode obter excelentes resultados, proporcionando aos seus pacientes um serviço único e valioso. Para incorporar com sucesso a ortodontia lingual na prática, o médico e a equipa devem desenvolver competências para tratar os pacientes com sucesso. O tratamento deve ser apresentado de tal forma que o potencial paciente seja recetivo. Isto inclui ter modelos com aparelhos linguais, ter um coordenador de tratamento que acredite no tratamento, e encorajar os pacientes quando os aparelhos linguais são a melhor opção. Os pacientes lingualizados requerem aproximadamente 25% mais tempo de cadeira para o mesmo tratamento. No entanto, o tratamento lingual tem vantagens óbvias sobre o tratamento labial. A superfície do esmalte vestibular dos dentes anteriores desempenha um papel estético importante. Ao colocar aparelhos vestibulares, a suscetibilidade desta superfície de esmalte a insultos químicos de materiais condicionantes e influências ambientais, da acumulação de placa em pacientes com má higiene oral, é aumentada. Podem surgir marcas de descalcificação permanentes e inestéticas. Os aparelhos linguais permitem um acesso fácil aos procedimentos de higiene oral de rotina nestas superfícies labiais. Além disso, a natureza de auto-limpeza do sistema estomatognático é mantida. A avaliação das posições individuais dos dentes pode ser facilmente realizada se as superfícies vestibulares estiverem livres de braquetes metálicos e plásticos que possam distrair. A resposta dos tecidos moles dos lábios e das bochechas aos tratamentos pode ser avaliada com exatidão porque não há distorção da forma ou irritação causada pelo aparelho labial.

Existem quatro situações distintas em que os aparelhos linguais podem ser mais eficazes do que os aparelhos labiais devido às suas caraterísticas mecânicas únicas. *Estas incluem:*

- Intrusão de dentes anteriores
- Expansão do arco maxilar
- Combinação da terapia de reposicionamento mandibular com o movimento ortodôntico
- Distalização dos molares superiores

Todas as vantagens mecânicas do tratamento lingual (no tratamento de mordidas profundas, mordidas cruzadas e expansão) e as desvantagens no tratamento de mordidas abertas ou de ângulos elevados são cuidadosamente avaliadas para cada caso clínico específico. Os aparelhos linguais dão ao ortodontista uma vantagem competitiva distinta. Há muitos indivíduos que precisam e desejam tratamento ortodôntico, mas não estão dispostos a usar aparelhos convencionais. Muitos destes pacientes passaram anos a esconder os seus sorrisos e a negligenciar a sua saúde oral. Ao oferecer tratamento com aparelhos linguais, o ortodontista presta um serviço valioso e único.

Procedimentos laboratoriais linguais

Atualmente, a utilização generalizada de aparelhos edgewise ou straight wire torna imperativo que os brackets sejam posicionados com 100% de precisão, de modo a explorar plenamente o potencial destes dispositivos. Estes aparelhos dependem de arcos de diferentes tipos e secções à medida que o paciente progride nas fases do tratamento ortodôntico.

Anos de prática na adaptação de braquetes pré-ajustados nas faces linguais, utilizando o método Kurz-Ormco[95] , forneceram muitos conhecimentos sobre a morfologia dentária; que a forma do dente pode alterar as inclinações de segunda e terceira ordem (ponta e torque) inscritas nas ranhuras ou bases dos braquetes, ao ponto de afetar significativamente o controlo do aparelho e o resultado do tratamento. Há demasiada variação e irregularidade na anatomia lingual da dentição humana para que os valores padrão de controlo de ponta, torque e rotação "produzidos em massa" satisfaçam a maioria dos casos.

Tendo observado isso, e reconhecendo a necessidade de maior precisão nas técnicas de colagem indireta, muitos especialistas em lingual procuraram melhorar o processo laboratorial. Nas duas últimas décadas do século XX, a Ortodontia lingual viu o desenvolvimento e a aplicação de duas técnicas principais, o TARG (Torque/Angulation Reference Guide) e o CLASS (Custom Lingual Appliance Set-up Service). A busca por um melhor posicionamento dos braquetes no laboratório produziu muitas modificações ou combinações de técnicas. Os desenvolvimentos recentes mais interessantes são o procedimento laboratorial New Hiro e o Ray Set Biaggini Bracket Positioner.

AS DIFERENTES TÉCNICAS SÃO:

1. Sistema Torque Angulation Reference Guide (TARG)
2. CLASS (Serviço de Instalação de Aparelho Lingual Personalizado)
3. O sistema Hiro[98]
4. Sistema de colagem com espessura específica igual (BEST)
5. Gabarito de suporte lingual (LBJ)
6. Sistema Coreano de Instalação de Ligações Indirectas (KIS)
7. Slot Machine
8. Transferência de posicionamento optimizado (sistema TOP/INCOGNITO I BRACES)
9. Sistema de núcleo de resina convertível
10. Sistema de núcleo híbrido
11. Técnica simplificada

12. O RAY SET
13. Tratamento com fio reto lingual com o sistema Orapix
14. Ortodontia lingual digital e personalizada

1. **Sistema Torque Angulation Reference Guide (TARG)**[98]

O método original TARG™ utiliza a máquina TARG™, desenvolvida pela Ormco em 1984 para o posicionamento de brackets linguais. Uma vez que esta máquina eliminou a necessidade de fazer um set-up, o técnico pode economizar um tempo considerável colocando braquetes linguais diretamente no modelo de má oclusão. As lâminas de torque da máquina são usadas para definir um plano horizontal para todos os dentes; usando isso, os braquetes podem ser colocados a uma distância vertical das bordas oclusais e em uma posição central em cada dente. A desvantagem, no entanto, é que a máquina TARG original não permitia a pré-programação de curvas para dentro e para fora para dentes individuais.

Didier Fillion[99] melhorou este método em 1987, acrescentando um dispositivo eletrónico à máquina TARG, com o objetivo de medir a espessura labial-lingual dos dentes. Esta melhoria reduziu o número de dobras de primeira ordem do fio, compensando a diferença de espessura dos dentes e uniformizando a distância da ranhura à superfície vestibular. Utilizando o seu programa de computador **DALI** (Dessin Arc Linguale Informatise), ele produz um modelo de arco individualizado.

2. **CLASS (Serviço de Instalação de Aparelho Lingual Personalizado)**

A técnica CLASS foi concebida para a colocação de brackets em laboratório com um grau de precisão que excede o do método TARG. Uma configuração de diagnóstico pré-tratamento é fabricada e depois usada como um modelo para a colocação definitiva do braquete. Ao determinar a posição ideal do dente anterior no setup, o técnico pode então colocar os brackets na sua posição correta pré-programada. Ao colocar braquetes anteriores usando um raio de arco com o sistema CLASS, as discrepâncias de entrada e saída ao longo do arco são compensadas preenchendo os espaços entre as almofadas de malha e as superfícies linguais dos dentes com material compósito. Em termos de colocação de braquetes nos dentes posteriores, no entanto, há pouca diferença entre os sistemas CLASS e TARG. Uma vez que as bases personalizadas para cada braquete tenham sido feitas, todos os braquetes precisam ser transferidos do set-up de volta para o modelo de má oclusão, onde a moldeira de transferência de silicone ou termoplástico é feita. Como resultado do número de procedimentos laboratoriais envolvidos, este sistema acaba por ser mais complexo, mais dispendioso, mas menos preciso.

3. O sistema Hiro[100]

O Dr. Hiro desenvolveu no início de 1990 um sistema de laboratório e uma técnica de ligação indireta que foi publicada em 1998. O autor descreveu esta técnica como o Sistema de Colagem Indireta com Núcleo de Resina (RCIBS). Esta técnica teve um grande impacto no mundo da ortodontia lingual e foi designada por Sistema HIRO.

A técnica HIRO de laboratório e de colagem indireta:

1. São tiradas impressões da boca do paciente. As impressões podem ser efectuadas com silicone, poliéter ou alginato, se for possível utilizar um misturador a vácuo. Os modelos devem ser vazados com gesso duro.
2. De seguida, fabricar a configuração com um articulador de três pontos (Fig. 41).

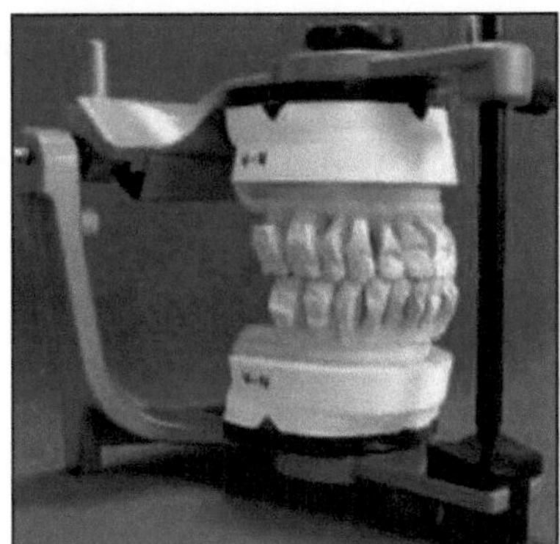

Fig. 41: Modelo de configuração

3. Preparação do fio ideal (Fig. 42): Uma vez terminado o preparo com cera, começar a dobrar um fio ideal com a mesma largura da fenda dos braquetes que serão utilizados. O fio dobrado deve seguir a forma da arcada lingual e deve ser o mais simétrico possível.

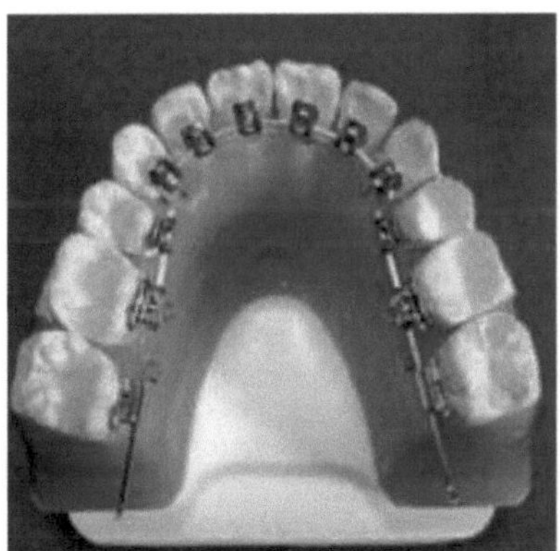

Fig. 42: Arco ideal

4. Posicionar os ganchos cirúrgicos (Fig. 43): Uma vez que a arcada ideal tenha sido feita e os braquetes estejam corretamente posicionados no centro dos dentes, remova o fio do arco do setup e prenda três ganchos

cirúrgicos no fio. Isso ajudará a posicionar o arco no setup. Os ganchos serão posicionados entre os dois incisivos centrais e entre o primeiro e o segundo molar em ambos os lados. De seguida, os ganchos cirúrgicos são dobrados para lingual.

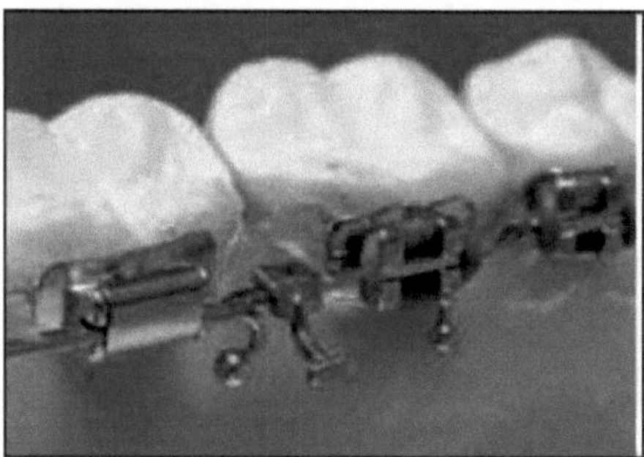

Fig. 43: Os ganchos cirúrgicos são dobrados lingualmente

5. Posicionar as cavilhas (Fig. 44), aquecer três cavilhas e colá-las na base de cera, mesmo por baixo dos ganchos cirúrgicos frisados.

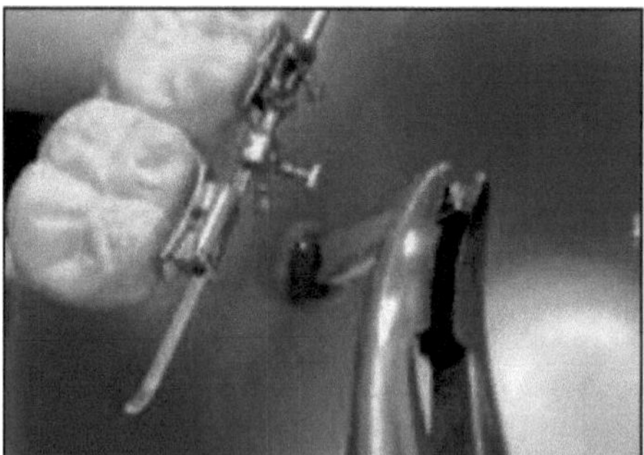

Fig. 44: Colocar as cavilhas por baixo dos ganchos cirúrgicos

6. Fabricar as capas de resina acrílica (Fig. 45): Uma vez que as cavilhas

estejam fixadas na cera, o próximo passo é fabricar as coifas de resina acrílica que ajudarão a posicionar o fio exatamente quando for recolocado. Utilizar guta-percha em dois pontos da arcada para manter o fio por um curto período de tempo na sua posição até que as coifas de resina acrílica estejam terminadas. Ao fazer as coifas de resina acrílica, a resina deve cobrir totalmente os ganchos cirúrgicos frisados e parcialmente as cavilhas. Agora o fio ideal pode ser posicionado exatamente no modelo em qualquer altura.

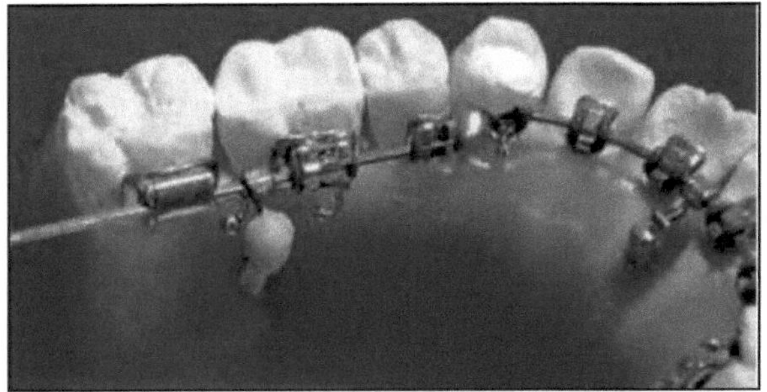

Fig. 45: Fabrico da campânula de resina

7. Preparar os modelos (Fig. 46). De seguida, bloquear os pequenos sulcos dos molares com cera para evitar que fiquem retidos durante a construção dos núcleos rígidos. De seguida, ensaboar os moldes durante 3 a 4 horas e polir depois. (Fig. 47) Os modelos são ensaboados em vez de se aplicar o separador. Uma vez que a camada de separação do ensaboamento é bastante fina, os suportes podem ser colados com muito mais precisão, em comparação com a aplicação do separador no modelo.

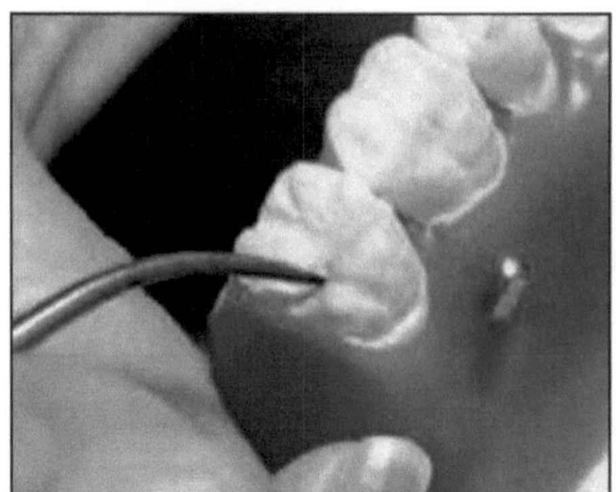

Fig. 46: Bloquear o molar

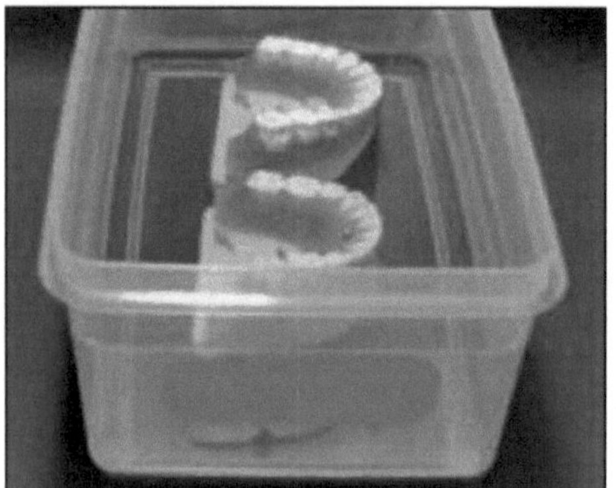

Fig. 47: Ensaboar o molde

8. Transferir as informações da configuração para o suporte (Fig. 48): O próximo passo é transferir todas as informações do setup para os braquetes. Primeiro, aplicaremos resina composta fotopolimerizável (nas bases dos braquetes). Posicione o fio no setup com o auxílio das coifas de resina acrílica. De seguida, polimerizar toda a resina composta fotopolimerizável das bases dos brackets. Agora toda a informação do setup foi transferida para os brackets.

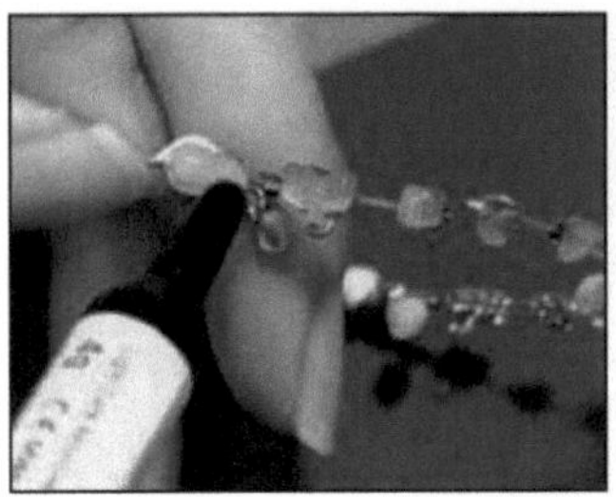 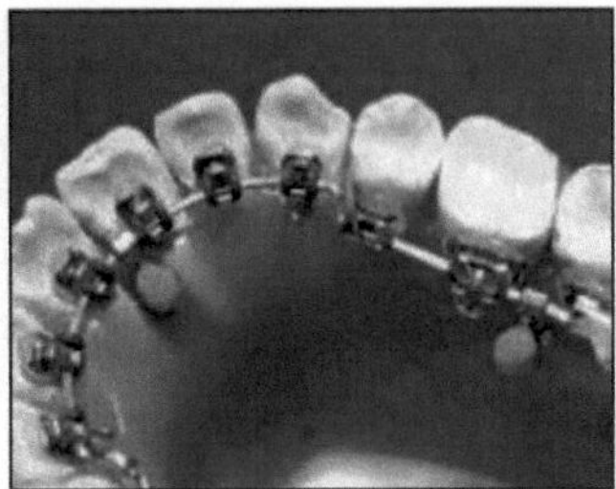

Fig. 48: Aplicar resina composta fotopolimerizável nas bases dos brackets e posicionar o fio ideal

9. Construção dos núcleos de resina. Este é o momento de iniciar a construção dos núcleos de resina de transferência. Primeiro, cubra todos os brackets com resina dentária provisória, prestando especial atenção para não cobrir o fio ideal e cobrindo 1-2 mm dos dentes para além da base do bracket. Este material adere aos brackets e a sua elasticidade facilita a remoção dos núcleos de resina. Faça o mesmo para todos os brackets e cure a resina dentária provisória. O passo seguinte é marcar com um lápis as cúspides funcionais linguais dos molares e pré-molares. Isto servirá como guia de referência para verificar novamente a altura dos brackets. Os braquetes nunca devem ser posicionados mais alto do que as cúspides funcionais. Outra razão para marcar as cúspides com um lápis é deixar um pequeno orifício no núcleo da resina. Isto permitirá que o excesso de adesivo saia. Em seguida, utilizar uma resina acrílica pó-líquido para construir os núcleos de resina e, antes de o acrílico endurecer, colocar um anel elastomérico que ajudará depois a transferir os núcleos de resina individuais dos modelos para a boca do paciente. (Fig. 49)

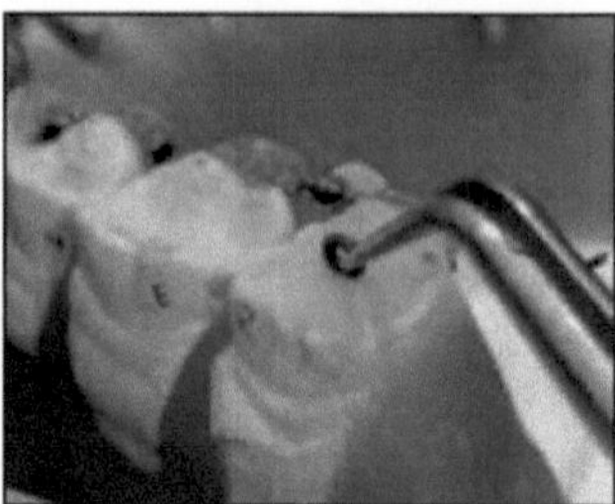

Fig. 49: Posicionamento do anel elástico

9. Polimento dos núcleos de resina (Fig. 50). Uma vez concluídos todos os núcleos de resina, estes são numerados de acordo com o dente e separados do conjunto. O excesso de resina é moído e um instrumento aquecido é usado para cortar as ligaduras elastoméricas. Isto permite a separação do núcleo de resina do fio ideal. Nesta altura, todos os núcleos de resina de transferência estão prontos e a colagem pode começar.

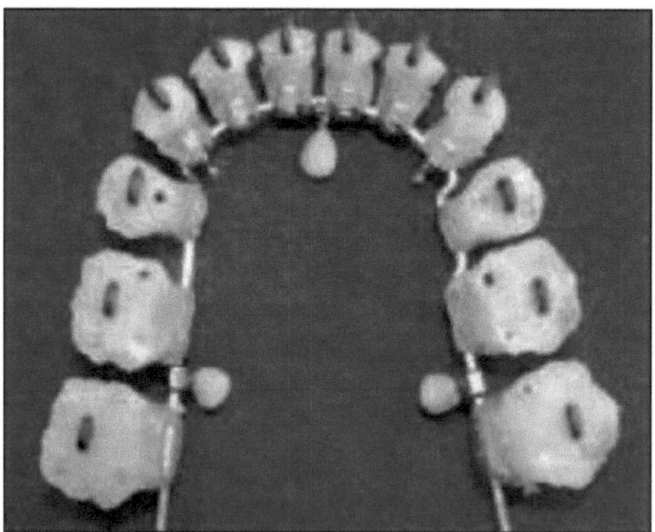

Fig. 50: Núcleo de resina Trasnfer concluído

10. Colagem de brackets: A técnica de colagem é simples, mas tem

algumas particularidades. Primeiro, os dentes devem ser condicionados com ácido ortofosfórico. Após 15 segundos, enxaguar com água e secar. Aplicar uma fina camada de adesivo na superfície condicionada e, de seguida, aplicar uma quantidade muito pequena de adesivo e compósito fotopolimerizável na superfície de ligação do bracket. Pegar cuidadosamente no núcleo de resina de transferência pelo anel elastomérico e assentar o núcleo de resina no dente correspondente. Utilizando uma lâmpada fotopolimerizadora, polimerizar durante pelo menos 20 segundos. Em seguida, com um instrumento pontiagudo, separar a resina acílica do núcleo de transferência. De seguida, retire a resina dentária provisória do bracket. (Fig. 51, 52)

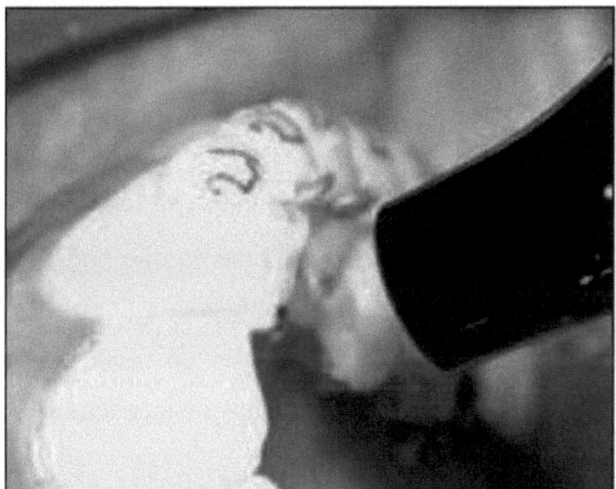

Fig. 51: Assentar o núcleo de resina e curar

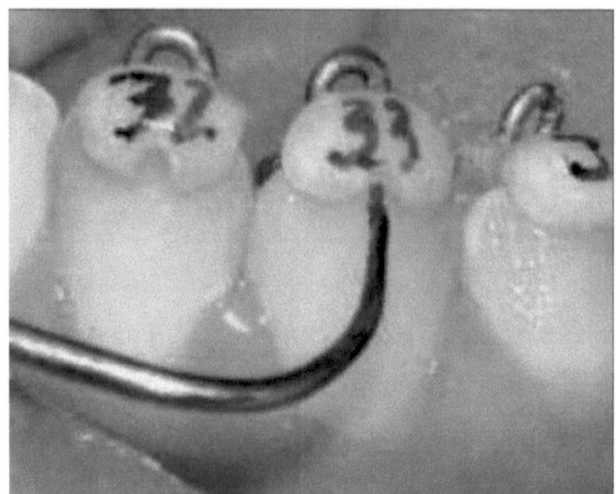

Fig. 52: Separar a resina acílica do núcleo de transferência

Colagem de suportes

Qualquer técnica de colagem indireta em ortodontia lingual tem de ser fácil e rápida de executar quando se procede à recolagem de brackets. Com o sistema HIRO, a recolagem de brackets é fácil e pode ser feita no consultório num curto espaço de tempo. Os núcleos de resina de transferência utilizados no início do tratamento não podem ser utilizados novamente para a recolagem. Em primeiro lugar, o novo bracket é posicionado no fio ideal do aparelho com um anel elastomérico. Em seguida, assenta-se o fio ideal no setup usando as coifas de resina acrílica (Fig. 53).

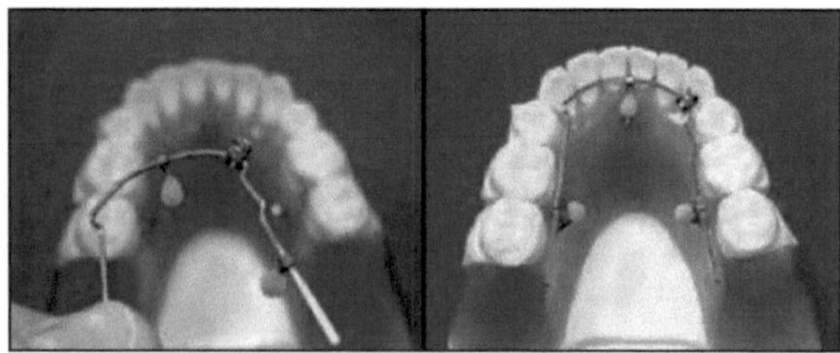

Fig. 53: Recondicionamento de braquetes. Assentar o fio ideal com as

coifas de resina acrílica

De seguida, construir o núcleo de resina de transferência. Primeiro, aplique um compósito fotopolimerizável na superfície de ligação do bracket, cubra parcialmente o bracket com resina dentária provisória e, subsequentemente, adicione resina acílica líquida em pó para construir os núcleos de resina. Demora apenas 3 minutos a construir o núcleo de resina de transferência.

4. Sistema de colagem com espessura específica igual (BEST)

Em 1986, Fillion desenvolveu um novo sistema. Ele percebeu que faltava uma caraterística importante na máquina TARG original - um dispositivo para medir a distância no plano horizontal da superfície vestibular do dente até o slot do braquete lingual. Ele adicionou um dispositivo de medição preciso à máquina TARG original, para permitir a compensação das diferentes espessuras entre os dentes. (Fig. 54)

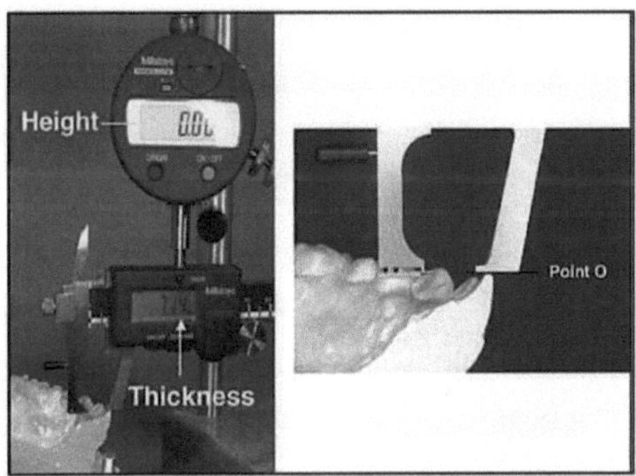

Fig. 54: O TARG eletrónico possui um dispositivo de medição preciso que mede a distância (espessura) entre a face vestibular do dente e a ranhura do bracket

4. Gabarito de suporte lingual (LBJ)[101]

O LBJ desenvolvido pela Geron é o único sistema que permite o posicionamento direto e indireto de brackets. É composto por um conjunto de seis gabaritos para os dentes maxilares anteriores, um gabarito universal para os dentes posteriores e uma régua especial. Os gabaritos transferem a prescrição de braquetes de Andrews para a superfície lingual. Assim, as ranhuras dos braquetes alinham-se ao redor da arcada, paralelas entre si e ao plano oclusal, enquanto a prescrição fornece ponta, torque, rotação e in- out. Cada gabarito tem um braço vestibular e um braço lingual. A ponta do braço labial incorpora uma prescrição, semelhante à de um braquete labial pré-ajustado. O braço lingual, que segura o bracket lingual, desliza para dentro do braço labial. O suporte lingual é montado na extensão do braço lingual, que é paralela à ranhura labial e à extensão em todas as três dimensões. Assim, quando o suporte lingual é montado no LBJ, a ranhura do suporte lingual é paralela à ranhura labial. Quando o braço labial é posicionado corretamente, de acordo com o plano do fio labial (L.A), o bracket lingual é automaticamente colocado na sua posição correta. O problema da folga entre a extensão lingual e a ranhura do bracket lingual é eliminado pelo mecanismo especial da mola da extensão lingual, que segura o bracket lingual com segurança, mas permite uma libertação rápida do bracket após a colagem. A mola adapta-se a brackets de 0,018" ou .022", embora seja necessária uma manipulação delicada para alterar o seu calibre. (Fig. 55a & 55b)

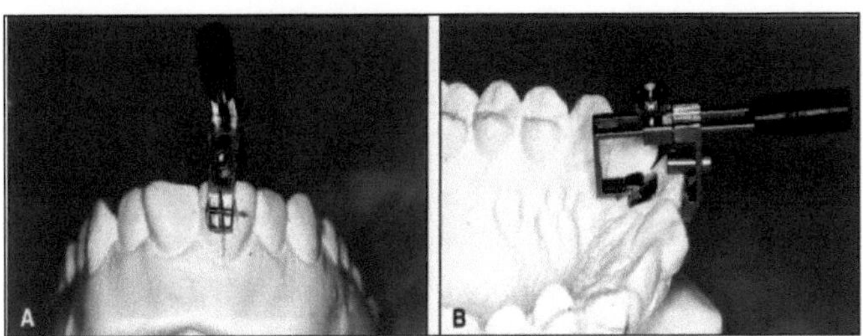

Fig. 55: a. Braço labial do LBJ posicionado na superfície labial do dente, duplicando a localização do bracket labial relativamente ao ponto LA. b. Lingual

O suporte é automaticamente colocado na posição correta.

Controlo tridimensional

As posições de entrada e saída dos braquetes linguais são definidas medindo a largura labiolingual do dente mais largo com a régua milimétrica especial, fixando o batente de entrada e saída e deslizando os gabaritos de todos os dentes anteriores para a mesma distância. A altura da colocação do braquete lingual é controlada com um batente oclusal. Na sua posição zero, o batente permite 1mm entre os bordos incisais dos dentes anteriores e os planos de mordida dos brackets anteriores, o que proporciona uma sobremordida de 1mm no final do tratamento. Para colagem em dentes longos e finos com cíngulas baixas, o batente oclusal é ajustado deslizando-o ao longo da ranhura no braço vestibular. Colocar arcos de tamanho normal nas ranhuras dos braquetes linguais e deixá-los trabalhar completamente pode levar a resultados clinicamente inaceitáveis. Mesmo com a colocação perfeita dos braquetes, os fios rectos de tamanho normal não conseguem fornecer aos dentes a prescrição de torque do fio reto, devido à diminuição da força e à folga entre o fio e a ranhura do braquete. Além disso, é necessário muito mais torque em casos de extração tratados com a técnica lingual do que com braquetes labiais, uma vez que a força de retração é aplicada lingualmente ao centro de resistência dos dentes anteriores, criando uma tendência para que esses dentes sejam retroinclinados durante o fechamento do espaço. Por conseguinte, é incorporado um binário extra no LBJ, com base na prescrição Bios. Isto permite um controlo de torque mais precoce com fios mais leves, assegurando um controlo de torque adequado ao longo do tratamento e colocando menos dependência em fios de arco edgewise de tamanho completo. Quando é necessário mais torque, este é incorporado no sistema; quando é necessário menos torque, o arco é reduzido para tirar partido da tolerância do bracket.

5. Sistema Coreano de Colagem Indireta (KIS)[100]

O sistema KIS foi desenvolvido por membros da Sociedade Coreana de Ortodontia Lingual (KSLO) e utiliza uma máquina de posicionamento de brackets que permite o posicionamento de todos os brackets de uma só vez. Mais uma vez é necessário criar um modelo de configuração; no entanto, a configuração é criada com a ajuda de um calibrador de modelo de configuração especial para maior precisão. O posicionamento preciso dos braquetes elimina a necessidade de reposicionamento e permite diferenças de altura entre os dentes anteriores e posteriores. O torque radicular pode ser incorporado minimizando a espessura da resina entre a base do braquete e a superfície lingual do dente. É mais simples e mais rápido. A desvantagem é a necessidade de criar um modelo de configuração. (Fig. 56)

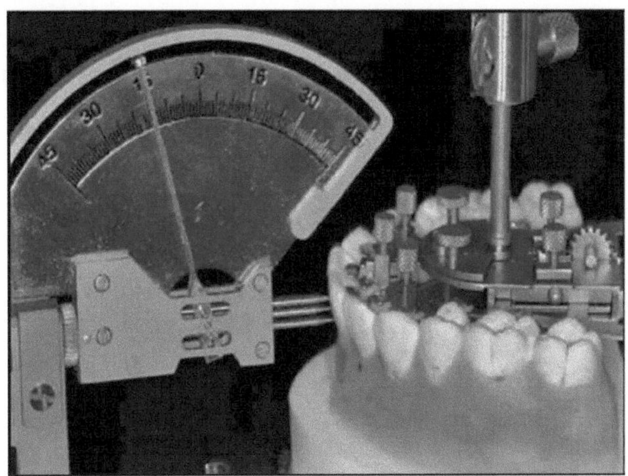

Fig. 56 Sistema KIS; todos os suportes são posicionados ao mesmo tempo

6. Slot Machine[101]

A slot machine foi concebida por Thomas Creekmore para a colocação de brackets convencionais e linguais diretamente no modelo de má oclusão. O procedimento consiste em posicionar cada dente com um torque e angulação prescritos; a máquina orienta a ranhura do braquete com o plano labial do fio de Andrews (plano LA). A slot machine pode ser usada para a colocação de braquetes com ranhuras de fio de acesso horizontal ou vertical. O facto de não ser necessária a preparação do dente modelo é uma grande vantagem, mas a dificuldade em gerir as muitas peças da máquina de slot pode ser vista como uma desvantagem.

7. Transferência de posicionamento optimizado (TOP)[100]

O sistema TOP utiliza uma técnica de montagem semelhante à do sistema BEST, permitindo colocar os brackets diretamente sobre o modelo de má oclusão. A técnica utiliza o TARG Professional, que possui um suporte de braquetes para braquetes duplos e tubos, além dos sistemas de medição horizontal e vertical descritos pela primeira vez por Fillion. A configuração do alvo é usada para encontrar a altura ideal para os braquetes. (Fig. 57)

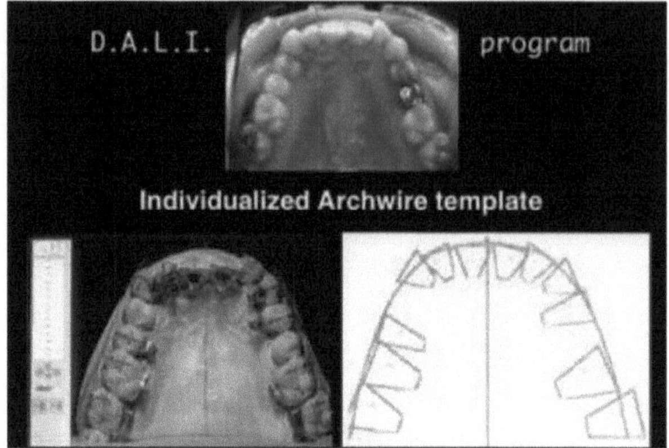

Fig. 57 O software DALI coordena os desenhos das arcadas superior e inferior

8. Sistema de núcleo de resina convertível

O sistema Convertible Resin Core utiliza resina dura para preparar as moldeiras de transferência individuais e uma ligadura elastomérica para manter a moldeira e o bracket juntos.

Isto permite o reposicionamento exato do bracket dentro do núcleo de resina e as moldeiras podem ser reutilizadas em casos de falha do bracket. A utilização de moldeiras unitárias torna a sessão inicial de colagem mais longa e a técnica continua a depender de um modelo de configuração para posicionar os brackets.

9. Sistema de núcleo híbrido

Este não é tanto um sistema de posicionamento de brackets, mas sim um sistema de transferência de brackets. O sistema Hybrid Core desenvolvido pela Matsuno combina as propriedades favoráveis do silicone e da resina composta na construção da sua moldeira de transferência indireta. O silicone cobre o bracket e este, por sua vez, é coberto por resina composta. Esta combinação permite um posicionamento estável da moldeira de transferência dentro da boca, seguido de uma fácil remoção do componente de silicone do bracket colado.

10. Técnica simplificada

A Técnica Simplificada está associada ao desenvolvimento dos novos braquetes STb. Os braquetes são posicionados diretamente no modelo de má oclusão, utilizando um alicate de colocação de braquetes ou uma pinça simples. Os braquetes STb podem ser posicionados diretamente no modelo de má oclusão a 1,5 a 2,0 mm da borda incisal dos dentes anteriores. (Fig. 58)

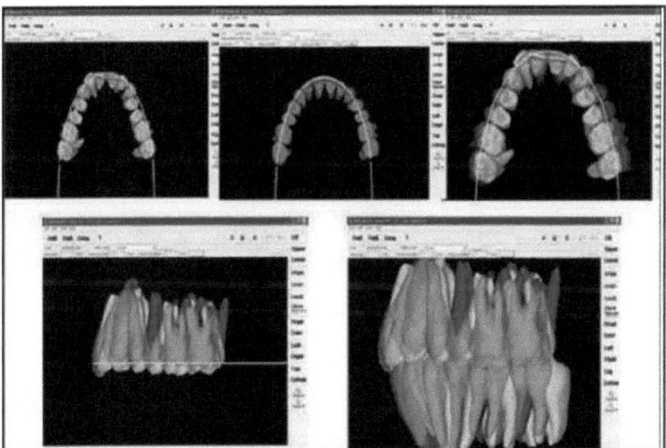

Fig. 58 Posicionamento do suporte

11. A técnica RAY SET

O RAY SET é mais uma evolução nos dispositivos de ligação indireta. Foi criado por Takemoto e Scuzzo. Considera cada dente como uma unidade individual, isola-o virtualmente da arcada e coloca-o no centro de um sistema de controlo 3-D, no qual são determinados os respectivos valores de primeira, segunda e terceira ordem. O dispositivo em si é um sistema de controlo de goniómetro 3-D que consiste na base do suporte de gesso RTT (Rotation Tip and Torque) e no modelo PRC (Plane Rotational Control), essencial para a análise preliminar das posições de primeira ordem dos dentes.

13. Tratamento com fio reto lingual com o sistema Orapix[102]

Devido à necessidade de incorporar numerosas dobras in-out para compensar as diferenças de espessura dos dentes, Fujita descreveu o seu conceito lingual original em 1979 como o "arco em cogumelo". Para reduzir o número de dobras, principalmente na região anterior, várias técnicas laboratoriais - incluindo os sistemas CLASS, BEST e Hiro - posicionaram os braquetes dos incisivos à mesma distância das superfícies vestibulares que os braquetes dos caninos. O resultado é uma distância interbraquetes mais curta, o que torna mais difícil exercer o controlo tridimensional dos incisivos. Além disso, as dobras in-out entre os caninos e pré-molares ainda são necessárias. Scuzzo e Takemoto demonstraram que fios retos linguais podem ser usados se os braquetes forem reposicionados gengivalmente, uma vez que a diferença de espessura dos caninos e pré-molares diminui com a altura de colagem, mas seu método requer uma configuração de modelo físico. Nós desenvolvemos uma técnica alternativa de fio reto, usando o sistema digital Orapix para fabricar aparelhos linguais a partir de uma configuração virtual.

Construir a configuração

Os modelos são enviados para o centro Orapix, onde são digitalizados com o scanner tridimensional proprietário do Orapix. Cada arcada virtual é então segmentada em unidades dentárias individuais (Fig. 59).

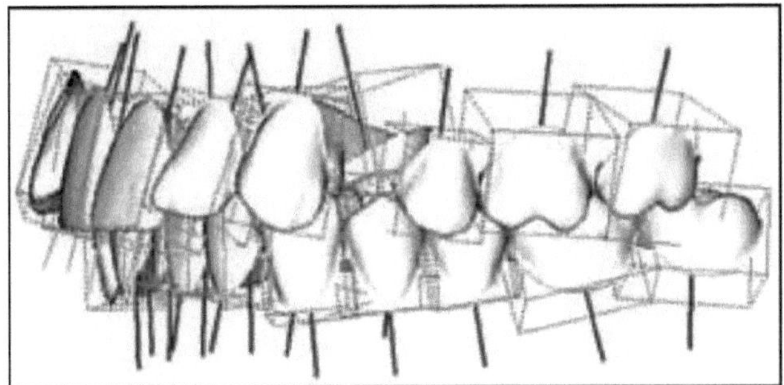

Fig. 59 Segmentação do arco virtual

Após a determinação do plano de tratamento com base na prescrição do médico, é selecionada uma curva labial de entre as curvas padronizadas e sobreposta à vista oclusal da arcada mandibular do paciente. A curva padronizada pode ser personalizada de acordo com os objectivos do tratamento. Uma curva com forma similar é selecionada para a arcada maxilar, e as duas curvas são posicionadas pelo software em relação à oclusão desejada (Fig. 60).

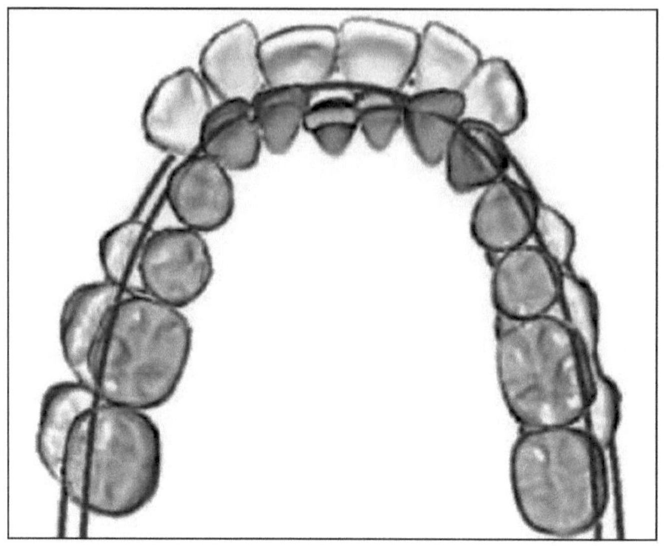

Fig. 60 Curva labial mandibular selecionada a partir de um conjunto padronizado; curvas labiais maxilares e mandibulares semelhantes posicionadas na dentição do paciente

A prescrição de orientação selecionada, que inclui inclinação, angulação e altura, determina a posição de cada dente na configuração virtual. Uma variedade de prescrições pode ser preparada para diferentes planos de tratamento e guardada no programa. Os dentes são primeiro colocados automaticamente em relação às curvas labiais e orientados de acordo com a prescrição selecionada, sendo depois ajustados para se adaptarem ao resultado final do tratamento desejado. É realizado um teste de colisão para ajustar os pontos de contacto de acordo com considerações anatómicas, abrasivas e protéticas. Os dentes podem ser reorientados em três dimensões com simples cliques do rato. Após o ajuste dos pontos de contacto, a configuração virtual é finalizada (Fig. 61).

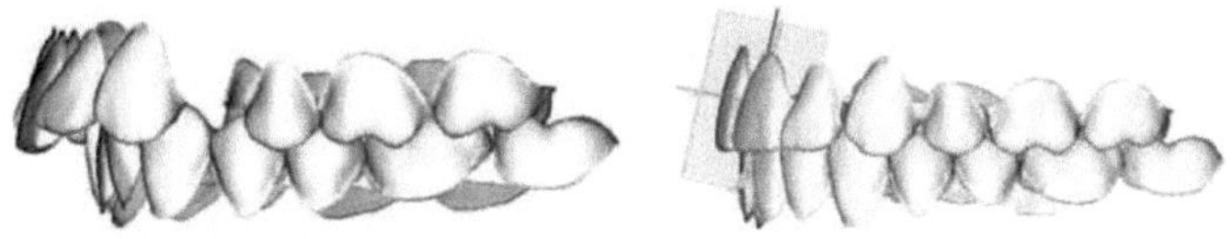

Fig. 61 Má oclusão inicial e configuração virtual ideal

14. Ortodontia lingual digital e personalizada[103]

As configurações de diagnóstico digital provaram ser inestimáveis ao fazer comparações entre as situações antes e durante o tratamento e o resultado desejado proposto. Digitalmente, o ortodontista pode visualizar e avaliar múltiplos cenários, tais como as extracções de determinados dentes, a opção pela cirurgia, uma combinação de ambas, ou a não extração. Fazer isso com várias configurações de diagnóstico em cera é obviamente um procedimento muito mais trabalhoso e caro, exigindo a duplicação dos modelos para executar as várias opções. Para além dos avanços nas configurações de diagnóstico virtual, tem havido esforços para eliminar a necessidade de dobrar os caninos em novos desenhos de brackets linguais, tornando-os num sistema de fio reto. Sempre foi possível para um laboratório conseguir isso construindo o compósito de resina nos caninos para minimizar a curva de desvio, mas isso corre o risco de descolamento constante devido à espessura do compósito de resina. Os aparelhos personalizados gerados por CAD/computer-aided manufacturing (CAM) são o futuro da ortodontia lingual, que envolve a individualização da base do bracket, onde cada dente tem o seu próprio bracket personalizado, feito com o software mais avançado (CAD/CAM) e fabricado por técnicas de prototipagem rápida altamente evoluídas.

Sistema de aparelhos Incognito (3M Unitek)

Incognito é um dos primeiros sistemas, testado pelo tempo e altamente preciso. A parte mais importante do sistema é a capacidade de começar com o fim em mente. O ortodontista tem a capacidade de comunicar com a equipa do laboratório Incognito sobre a forma como os dentes podem ser movidos. A equipa do laboratório utiliza o plano de tratamento do ortodontista para criar uma oclusão final montada num articulador. Esta configuração articulada é a base para os braquetes e fios personalizados. Desde o início de 2012, a 3M Unitek criou um fluxo de trabalho digital através do seu Portal de Gestão Unitek/3M (TMP), que permite um controlo tridimensional (3D) total sobre a configuração. Isto dá ao ortodontista um maior controlo sobre todo o tratamento. O portal TMP da Unitek permite que o ortodontista elabore o plano de tratamento em 3D, enquanto a equipa do laboratório e o ortodontista visualizam o mesmo modelo 3D. Quando o ortodontista concorda com a oclusão final, o aparelho é submetido a uma engenharia reversa para mover os dentes da posição pré-tratamento para a posição final pós-tratamento. Todo o aparelho é fabricado com a mais moderna tecnologia CAD/CAM. O modelo de configuração é digitalizado com um scanner 3D, o que elimina a necessidade de modelos físicos. Cada bracket individual é feito à medida através da tecnologia CAD/CAM. Uma moldeira de ligação indireta é fabricada a partir do sistema CAD/CAM. Até este passo, 50% da tecnologia é utilizada e os outros 50% são o fabrico de fios personalizados dobrados por robótica. Um robô pode tratar termicamente os fios de liga com memória de forma (cobre NiTi) numa forma de arco e posição personalizadas para cada dente individual. Esta tecnologia de fios permite ao ortodontista utilizar forças muito leves com fios de cobre NiTi de pequeno diâmetro até ao acabamento com aço inoxidável (SS). Todo o sistema é extremamente individualizado. As bases e os corpos dos braquetes, a posição do corpo do braquete nas bases, a orientação da ranhura do braquete (em forma de fita), a direção da inserção do fio do arco (vertical/horizontal) e a geometria do fio são ajustados individualmente a cada dente com base na má oclusão e na prescrição do ortodontista. Como tanto os fios como os braquetes são fabricados individualmente para cada paciente, os movimentos dentários são mais previsíveis e eliminam a parte mais difícil dos aparelhos linguais convencionais, que é o acabamento ortodôntico de cada caso individual.

O aparelho Harmony da American orthodontics é um sistema lingual completo de auto-ligação (SL) personalizado digitalmente. É um sistema SL lingual que oferece um controlo excecional em todos os 3Ds, desde a fase passiva inicial com pequenos fios redondos até à fase final com grandes fios rectangulares ligados ativamente. É o primeiro sistema lingual que combina configuração digital 3D, blocos personalizados, brackets SL interactivos, fios de arco formados roboticamente e gabaritos de posicionamento anterior.

A Matriz Lingual é outro sistema de fio reto personalizado CAD/CAM inventado conjuntamente pelo Dr. Pravin Shetty e pelo Dr. Manjul Jain. O sistema funciona com suportes de inserção horizontal concebidos com fios rectos linguais pré-formados. Baseia-se na digitalização 3D de modelos superiores e inferiores utilizando um scanner ótico de luz branca de 5 eixos, movendo cada dente para a sua posição ideal virtualmente/manualmente. Posteriormente, o

O software LINGUALMATRIX (Lingual Matrix, Mumbai, Índia) produz um modelo CAD de braquete lingual com uma base personalizada fabricada por uma máquina de sinterização a laser de vanguarda para fabricar um braquete lingual 3D personalizado de peça única que se adapta perfeitamente à forma e ao contorno dos dentes. O sistema oferece braquetes de slot único, slot duplo e SL clippy. A automatização e digitalização de todo o sistema promete um acabamento perfeito com o mínimo de fadiga física e mental.

Lingual 3D: (Jigs Lingual Orthodontics)

O primeiro protótipo de aparelho Lingual foi desenvolvido pelo autor no ano de 2007 e, posteriormente, foram produzidos vários protótipos para modificar o design e torná-lo mais fácil de utilizar e, ao mesmo tempo, mais eficiente para o tratamento. Os braquetes foram fabricados através de desenho CAD com prototipagem rápida e fundidos em liga de ouro. Em 2009, foi introduzido o bracket de stock de arco de fita lingual (tamanho de ranhura 0,025|| × 0,0175||) com inserção vertical em anteriores e inserção horizontal em posteriores, o mesmo foi utilizado com a configuração TARG modificada para individualização. Em 2011, o desenho do bracket foi integrado com um fluxo de trabalho digital para criar o primeiro aparelho lingual CAD/CAM da Índia, o Lingual 3D. Em 2012, o desenho foi modificado para o tornar mais arredondado em todas as dimensões, de modo a torná-lo mais aceitável para a língua. Em 2014, o desenho foi reformulado para o tornar 25% mais pequeno (Fig. 62) em termos de dimensão, mas mantendo a funcionalidade do sistema. Juntamente com isto, o autor também reduziu o tamanho da ranhura de 0,0175|| × 0,025|| para 0,016|| × 0,022|| com o fio de enchimento da ranhura final a ser 0,022|| × 0,016|| TMA. A única desvantagem principal do sistema de arco de fitas com inserção vertical nos anterios é o controlo da TIP, que requer a inversão das amarras e que, por vezes, é difícil de conseguir e manter durante todo o tratamento. Para ultrapassar este problema e dar ao utilizador a flexibilidade de uma ranhura dupla, foi introduzida a ranhura tandem Lingual 3D LPT em 2015. A ranhura tandem é basicamente uma adição de uma ranhura de inserção horizontal (ranhura quadrada de 0,016|| × 0,016||) nos dentes anteriores apenas para receber um fio redondo de 0,012|| a 0,016|| para controlo da TIP. O fio principal continua a ser o arco de fita 0.022|| × 0.016||. Isto elimina a necessidade de overties invertidos e favorece uma mecânica de ligaduras simples, permitindo um controlo total em todas as 3Ds.

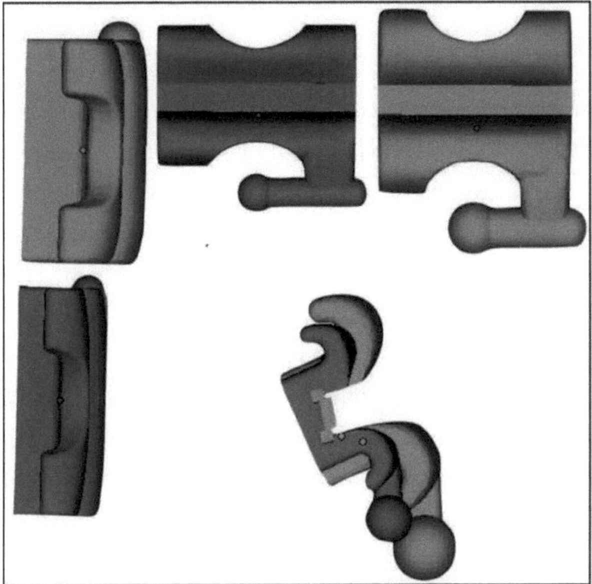

Fig. 62 Perfil Lingual 3D 25% mais pequeno

Procedimento:

Impressões - São obrigatórias impressões **exactas** de polivinil siloxano obtidas com a técnica de duas fases. Os ficheiros digitalizados intra-orais em formato STL (standard triangulation language) também são aceitáveis.

Digitalização

A digitalização sem contacto da configuração terapêutica é efectuada com um scanner 3D ótico de alta resolução (R 700-3Shape). Tal como acontece com a perceção humana, o scanner 3D deve examinar o modelo a partir de várias perspectivas para criar uma representação 3D completa. O resultado é uma superfície composta que consiste em muitos milhares de triângulos minúsculos (superfícies STL) que podem ser rodados, observados e processados num computador com software de desenho apropriado.

Planeamento de tratamento virtual

Os ficheiros STL são então carregados no software de planeamento de tratamento virtual (Ortho Analyzer da 3Shape Copenhagen, Dinamarca), cada dente é seccionado virtualmente e, após a seleção da forma de arco apropriada e da determinação do plano oclusal, os dentes são virtualmente movidos em todos os 3Ds, de acordo com as instruções do ortodontista responsável pelo tratamento no formulário de encomenda do laboratório. Os ficheiros de configuração são então importados para o software de desenho para desenhar o sistema de braquetes iLingual, tendo o cuidado de manter um equilíbrio muito bom entre o conforto do paciente, o manuseamento operatório do aparelho e a eficiência biomecânica do sistema. Cada braquete é numerado com a inicial do paciente e o número do dente. O desenho é efectuado.

Prototipagem rápida

Os ficheiros de desenho dos brackets são depois enviados para uma máquina de prototipagem rápida (sistemas 3D) para imprimir os brackets com uma precisão de 15-20 µ em resina.

Fundição

Os brackets de resina impressa são depois fundidos em liga de ouro dentário duro ou na nova liga de titânio -Tilitel l. A liga de titânio Tilte é uma excelente alternativa económica e viável ao ouro, desenvolvida no Laboratório de Investigação em Biomedicina da Talladium. O segredo é a formação de um composto intermetálico que não possui nenhuma propriedade elementar e difere dos elementos que compõem a liga.

Tabuleiros de transferência

Os brackets são transferidos indiretamente através de uma bandeja de transferência de dupla camada com um núcleo interior macio de 1,5 mm de Bioplast e um núcleo exterior duro para estabilidade de 0,5 mm de Duran.

Fios

Todos os fios necessários para o caso são fornecidos manualmente e personalizados de acordo com os requisitos do caso, a partir do desenho do fio gerado pelo software.

Dicas para evitar problemas clínicos

- Evitar qualquer contaminação da superfície do dente após a realização do condicionamento dentário (condicionamento ácido). Os dentes devem estar secos e livres de contaminantes.
- Os suportes no interior do tabuleiro devem ser ligeiramente lixados e limpos antes de serem pintados com o líquido catalisador.
- Colocar os aparelhos na boca dentro de, no máximo, duas semanas após as impressões terem sido feitas. (De preferência, 1 semana.) As extracções devem ser adiadas até que os brackets tenham sido colocados, para assegurar os melhores resultados de colagem e evitar erros causados por pequenos movimentos dentários; ou os brackets devem ser colocados no prazo de uma semana após as extracções.
- O trabalho de restauração não deve ser efectuado após as impressões, até depois da colocação do bracket, ou a moldeira provavelmente não encaixará.
- As impressões devem ser exactas e de dentes limpos. Certifique-se de que preenche todos os orifícios do modelo antes de formar a moldeira.
- Os dentes manchados por hiperfluorose e tetraciclina requerem mais tempo de condicionamento
- A superfície dos dentes deve ter um aspeto calcário antes de tentar colar. Se uma área ainda parecer "brilhante", recondicionar!!
- Certifique-se de que utiliza o líquido adequado no local adequado, universal nos dentes e catalisador no tabuleiro do bracket.
- Os dentes devem estar absolutamente limpos antes do processo de condicionamento. Utilizar apenas uma pedra-pomes de grão médio ou grosso e água. Não utilizar uma pasta profiláctica preparada.
- Quando pintar os dentes com o líquido universal, comece pelo dente mais distal a ser colado de um lado, depois do outro lado e avance. Desta forma, a camada de resina será aplicada primeiro nos dentes mais susceptíveis de serem contaminados com saliva.

- Não se deve tomar atalhos, a não ser que se pretenda fazer experiências. A colagem é uma técnica de precisão!!!

Conclusão

Na era dos aparelhos ortodônticos padrão edgewise com bandas completas, os ortodontistas mais habilidosos na dobragem de fios geralmente obtinham os melhores resultados. O advento do aparelho straight-wire inaugurou uma nova era na prática ortodôntica. Os ortodontistas podiam escolher entre uma variedade de prescrições de braquetes para alcançar a melhor estética e função, com o menor tempo de cadeira, menor número de consultas e maior conforto para o paciente. O ideal teórico de tratar um paciente do início ao fim, sem dobras de fio, estava finalmente ao alcance. Além disso, com a introdução dos braquetes coláveis, a colocação do aparelho poderia ser rápida para o ortodontista e indolor para o paciente, sem espaços residuais de bandas para fechar no final do tratamento. Infelizmente, a promessa de um tratamento ortodôntico rápido, eficiente e confortável com esses sistemas de braquetes de precisão não foi totalmente cumprida pela maioria dos ortodontistas devido à colocação incorreta dos braquetes. Muitos ortodontistas ainda gastam um tempo considerável detalhando, particularmente perto do final do tratamento, para compensar os erros de posicionamento dos braquetes.

As vantagens da colagem indireta em relação à colagem direta são numerosas e superam as desvantagens percebidas do aumento do tempo de laboratório e da sensibilidade da técnica.

Seria pouco sincero comentar que o procedimento de colagem indireta elimina todas as dobras de fio ou reposicionamento de brackets nas fases finais do tratamento. No entanto, os erros de posicionamento dos brackets são muito menores do que durante a colagem direta. As variações individuais na anatomia do dente podem ser o que impede esta técnica de ser uma solução ideal para os problemas de posicionamento dos brackets.

Bibliografia

1. Proffit WR. Ortodontia Contemporânea.2ª ed. St Louis: CV Mosby; 1986.

2. Andrews LF: Straight Wire. San Diego, L.A. Wells, 1989

3. Kalange JT, Thomas RG. Colagem indireta - uma revisão abrangente de
literatura. Semin Orthod 2007;13:3-10

4. Roth RH. Avaliação clínica de cinco anos do fio reto Andrews aparelho. J Clin Orthod 1976; 10:836-50.

5. Meyer M, Nelson G. Aparelhos pré-ajustados à margem: Teoria e prática. Am J Orthod 1978; 73:485- 98.

6. Magness WB. O conceito de fio reto. Am J Orthod 1978; 73:541-50 .

7. Andrews LF: O aparelho de arame reto. Br J Orthod 1979; 6:125-43.

8. Ress LC. Uma técnica de acabamento para o aparelho de fio reto. J Clin Orthod
1988; 22:29-31.

9. Carlson SK, Johnson E. Posicionamento e reinicialização de brackets: Cinco passos para alinhar
coroas e raízes de forma consistente. Am J Orthod Dentofacial Orthop 2001;119:76-80

10. Sondhi A. Colagem indireta eficiente e eficaz. Am J Orthod Dentofacial Orthop 1999;115:352-9

11. Casko JS, Vaden JL, Kokich VC, et al: Sistema de classificação objetivo para moldes dentários e radiografias panorâmicas. Am J Orthod Dentofacial Orthop 114:589-599, 1998

12. Mc Laughlin RP, Bennet JC, Trevisi HJ. Mecânica do tratamento

ortodôntico sistematizado. 3ª ed. Edinburgh: Mosby; 2001.

13. Aguirre MJ, King GJ, Waldron JM. Avaliação da colocação de brackets e da força de ligação quando se comparam técnicas de ligação direta com técnicas de ligação indireta. Am J Orthod 1982; 82:269-76.

14. Koo BC, Chung CH, Vanarsdall R. Comparação da precisão da colocação de brackets entre técnicas diretas e indirectas. Am J Orthod Dentofacial Orthop 1999; 116:346-51.

15. Hodge TM, Dhopatkar AA, Rock WP, Spary DJ. Um ensaio clínico randomizado comparando a precisão da colocação direta versus indireta de brackets. J Orthod 2004; 31:132-7.

16. Silverman E, Cohen M, Gianelly AA, Dietz VS. Um sistema universal de colagem direta para brackets metálicos e plásticos. Am J Orthod 1972; 62:236-44.

17. Silverman E, Cohen M. Adesivos actuais para colagem indireta. Am J Orthod 1974; 65:76-84.

18. Newman GV. Colagem direta e indireta de brackets. J Clin Orthod 1974;8: 264-76

19. JCO entrevista Morton Cohen e Elliott Silverman sobre a prática da ligação indireta 1974;8(97):384-405

20. Silverman E, Cohen M. Um relatório sobre uma grande melhoria na técnica de ligação indireta. J Clin Orthod 1975;5:270-6

21. Brandt S, Servoss JM, Wolfson J. Métodos práticos de colagem direta e indireta. J Clin Orthod 1975; 9:610-35.

22. Silverman E, Cohen M. Os vinte minutos de cinta completa. J Clin Orthod 1976;10:764-8

23. Moin K, Dogon L. Colagem indireta de attachments ortodônticos. Am J

Orthod 1977; 72:261-75.

24. Simmons MD, Procedimento laboratorial melhorado para a colagem indireta de attachments. J Clin Orthod 1978

25. Thomas RG. Colagem indireta: simplicidade em ação. J Clin Orthod 1979;13:93-105

26. Moshiri F, Hayward M. Procedimento laboratorial melhorado para a colagem indireta. J Clin Orthod 1979;13:7:472-473

27. Myrberg NEA, Warner CF. Técnica de ligação indireta. J Clin Orthod 1982;16:4;279-82

28. Fried KH, Newman GV. Colagem indireta com um adesivo sem mistura. J Clin Orthod 1983; 17:414-7.

29. Scholz RP. A colagem indireta revisitada. J Clin Orthod 1983; 17:529-36.

30. Ler MJ. Colagem indireta com um adesivo curado por luz visível. Br J Orthod 1987; 14:137-41.

31. Gerkhardt KD, Schope PM. Sistema de condicionamento controlado para colagem direta e indireta. J Clin orthod 1987; 21:12:842-46.

32. Read MJ, O'Brien K. Um ensaio clínico de uma técnica de ligação indireta com um adesivo curado por luz visível. Am J Orthod Dentofacial Orthop 1990; 98:259-62.

33. Reichheld S, Ritucci R, Gianelly A. Uma técnica de ligação indireta. J Clin Orthod 1990; 24:21-24.

34. Cooper RB, Gossa M, Hamula W. Colagem direta com brackets pré-cobertos com adesivo fotopolimerizável. J Clin Orthod 1992;26:8:477-79

35. Cooper RB, Sorenson N. Colagem indireta com brackets pré-revestidos com adesivo. J Clin Orthod 1993; 27:164-7.

36. Hickham J. Colagem indireta previsível. J Clin Orthod 1993;27:04:215-218

37. Sinha PK, Nanda RS, Ghosh J. Um sistema de cura térmica, com libertação de flúor, para a medicina indireta.

38. Moskowitz E, Knight LD, Sheridan JJ, Esmay T, Tavilo K. Um novo olhar sobre a colagem indireta. J Clin Orthod 1996;30:277-81

39. Kasrovi P, Timmins S, Shen A. Uma nova abordagem à colagem indireta utilizando compósito fotopolimerizável. Am J Orthod Dentofacial Orthop 1997; 111:652-6.

40. Read MJ, Pearson A. Um método de colagem indireta fotopolimerizável. J Clin Orthod 1998;32:502-3

41. White L. Uma nova e melhorada técnica de ligação indireta. J Clin Orthod 1999; 33:17-23.

42. Kalange JT. Colocação ideal de aparelhos com brackets APC e colagem indireta. J Clin Orthod 1999; 33:516-26

43. Collins J. Um procedimento laboratorial preciso e previsível para a colagem indireta. J Clin Orthod 2000;34:12:702-5

44. Hodge TM, Dhopatkar AA, Rock WP, Spary DJ. A abordagem de Burton à colagem indireta. JO 2001;28:267-270

45. White LW. Uma técnica expedita de ligação indireta. J Clin Orthod 2001;36:5:36-41

46. Melsen B, Biaggini P. O Ray Set - Uma nova técnica para uma colagem indireta precisa. J clin Orthod 2002;36:11:648-54

47. Miles PG. Colagem indireta com um adesivo fotopolimerizável fluido. J Clin Orthod 2002. 36:11:646-47

48. McCrostie HS. Colagem indireta simplificada. J Clin Orthod 2003;37:5:248-51

49. Rajgopal R, Venkatesan A, Gnanashanmugham K, Babu SH. Uma nova técnica de ligação indireta. J Clin Orthod 2004;38:600-2

50. Echarri P, Kim TW. Bandejas de transferência dupla para colagem indireta. J Clin Orthod 2004;38:1:8-14

51. Kalange JT. Colagem indireta: Uma revisão abrangente das vantagens. World J Orthod 2004;5:301-7

52. Miyazawa K, Miwa H, Goto S, Kondo T. Facetas laminadas indirectas como método de ligação indireta. World J Orthod 2004;5:308-11

53. Vetea G. Miklus, Jean-Paul Alibert, Shane N. White. Um sistema de fio de corte para remoção de moldeiras de ligação indireta, J clin Orthod 2005;39:706-709

54. Franchi L, Giuntoli F, Fortini A, Chiodo BP, Baccetti T. Uma técnica lingual simplificada. J Clin Orthod. 2010 Mar 1;44(3):183-9.

55. Husain A, Ansari T, Mascerenhas R, Shetty S. Uma nova abordagem à colagem indireta. J Clin Orthod 2009;43:10:652-54

56. Soo PP, Green BM, Sondhi A. Efeitos da inibição de oxigénio na colagem indireta com um adesivo hidrofílico. Am J Orthod 2009;135:214-21

57. Cozzani M, Menini A, Bertelli A. Máscaras de gravação para uma colagem indireta precisa. JClin Orthod 2010;44:5:326-30

58. Hodge, T. M.; Dhopatkar, A. A.; Rock, W. P.; Spary, D. J. (2014). A abordagem de Burton à colagem indireta. Journal of Orthodontics,

28(4), 267270

59. Oliveira NS, Gribel BF, Neves LS, Lages EMB, Macari S, Pretti H. Comparação da precisão da colagem virtual e direta de acessórios ortodônticos. Dental Press J Orthod. 2019 July-Aug;24(4):46-53.

60. Narita, S.; Narita, K.; Yamaguchi, M. Uma nova técnica para encurtar o tratamento ortodôntico: O sistema- JET||.2022; 58, 150.

61. Zachrisson BU, Brobakken BO. Comparação clínica da colagem direta versus indireta com diferentes tipos de brackets e adesivos. Am J Orthod 1978; 74:62-78.

62. Sheridan J. Canto do leitor - colagem indireta. J Clin Orthod 2004;38:10:543-45

63. Hocevar RA, Vincent HF. Colagem indireta vs direta: Força de ligação e local de falha. Am J Orthod Dentofacial Orthop 1988; 94:367-71.

64. Milne, Jim W.; Andreassen, George F.; Jakobsen, Jane R. (1989). Comparação da força de ligação: Uma técnica indireta simplificada versus a colocação direta de brackets. American Journal of Orthodontics and Dentofacial Orthopedics, 96(1)

65. Shiau JY, Rasmussen ST, Phelps AE, Enlow DH, Wolf GR. Resistência de ligação de compósitos envelhecidos encontrados em brackets colocados por ligação indireta.Angle Orthod 1993;63:213-220

66. Yi GK, Dunn WJ, Taloumis LJ. Comparação da resistência ao cisalhamento entre braquetes ortodônticos de colagem direta e indireta. Am J Orthod Dentofacial Orthop2003; 124:577-81

67. Miles PG, Weyant RJ. Uma comparação clínica de 2 adesivos quimicamente curados utilizados para colagem indireta. JCO 2003;30:331-36

68. Klocke A, Shi J, Kahl-Nieke B, Bismayer U. Resistência de ligação com a técnica de ligação indireta de base personalizada. Angle Orthod 2003;73:176-80

69. Klocke A, Shi J, Kahl-Nieke B, Bismayer U. Avaliação in vitro de um adesivo humidificante para colagem indireta. Angle Orthod 2003;73:697-701

70. Klocke A, Shi J, Kahl-Nieke B, Bismayer U. Investigação in vitro da colagem indireta com um primário hidrofílico. Angle Orthod 2003;73:445-50

71. Klocke A, Shi J, Kahl-Nieke B, Bismayer U. Efeito do tempo na força de ligação na ligação indireta. Angle Orthod 2004;74:245-250

72. Klocke A, Shi J, Kahl-Nieke B, Tadic D, Vaziri F. Pré-envelhecimento da base personalizada na colagem indireta. Angle Orthod 2004;74:106-111

73. Polat O, Uysal T, Karaman AI. Efeitos do verniz de clorexidina na resistência de união ao cisalhamento em colagem indireta. Angle Orthod 2005;75:1036-1040

74. Miles PG, WeyentRJ. Comparação de dois adesivos de ligação indireta. Angle Orthod 2005;75:1019-1023

75. Krug AY, Conley RS. Resistência de união ao cisalhamento utilizando uma técnica indireta com diferentes fontes de luz. J Clin Orthod 2005;39:8:485-87

76. Linn BJ, Berzins DW, Dhuru VB, Bradley TG. Uma comparação das forças de ligação entre os métodos de ligação direta e indireta. Angle Orthod 2006;76:289-294

77. Daub J, Berzins DW, Linn BJ, Bradley TG. Resistência de união de

brackets de ligação direta e indireta após termociclagem. Angle Orthod 2006;76:295- 300

78. Thiyagarajah S, Spary DJ, Rock WP. Uma comparação clínica das falhas de ligação de brackets em associação com a ligação direta e indireta. J Orthod 2006;33:198-204

79. Deahl ST, Salome N, Hatch JP, Rugh JD. Comparação baseada na prática de colagem direta e indireta. Am J Orthod 2007;132:738-42

80. Thompson MA, Drummond JL, BeGole EA. Análise da força de ligação de variáveis de bases personalizadas na técnica de ligação indireta. Am J Orthod 2008;133:9.e15-9.e20

81. Taylor NG, Cook PA. A fiabilidade do posicionamento de brackets pré-ajustados: Um estudo in vitro. Br J Orthod 1992;19:25-34

82. Balut N, Klapper L, Sandrik J, Bowman D. Variações na colocação de braquetes no aparelho ortodôntico pré-ajustado. Am J Orthod Dentofacial Orthop 1992; 102:62-67

83. Schpack N, Geron s, Floris I, Davidovitch M, Brosh T, Vardimon AD. Colocação de brackets em sistemas lingual Vs labial e colagem direta Vs indireta. Angle Orthod 2007;77:3:509-17

84. Mugurumaa T, Yasudab Y, Iijimac M, Kohdaa N, Mizoguchid I. Força e quantidade de pasta de resina composta utilizada na colagem direta e indireta. Angle Orthod 2010;80:1089-1094

85. Yagci A, Uysal T, Ulker M, Ramoglu SI. Microinfiltração sob brackets ortodônticos colados com a técnica de colagem indireta de base personalizada. Eur J Orthod 2010 32(3):259-263

86. Bozelli, Jefferson Vinicius; Bigliazzi, Renato; Barbosa, Helga Adachi Medeiros; Ortolani, Cristina Lucia Feijo; Bertoz, Francisco Antonio;

Faltin Junior, Kurt. Estudo comparativo das técnicas de colagem direta e indireta de braquetes em relação ao tempo de duração e descolamento do braquete. Dental Press Journal of Orthodontics, (2013). 18(6), 51-57.

87. Reisner et al. Preparação do esmalte para colagem ortodôntica; uma comparação entre a utilização de um jato de areia e as técnicas actuais. Am J Orthod 111:366, 1997

88. Mette A.R et al. O efeito dos anti-sialogogos em medicina dentária. JADA, Vol. 141, 2010.

89. Brantley WA, Eliades T. Materiais ortodônticos: aspectos científicos e clínicos. Edição internacional 2007.

90. Deborah A. et al. O efeito de diferentes tempos de condicionamento na força de adesão do selante, profundidade de condicionamento e padrão em dentes decíduos. Academia Americana de Odontopediatria :8 (1)

91. Devrim Isci et al. Efeitos da fluorose na resistência ao cisalhamento de brackets ortodônticos colados com um primário autocondicionante. Jornal Europeu de Ortodontia 2011; 161-166

92. Ceen RF, Gwinenett AJ. Coloração iatrogénica indelével do esmalte após descolagem, J Clin Orthod 1980;14:10:713-15

93. Kakar S et al. Agentes de colagem de dentina I: Classificação Completa - Uma Revisão. Jornal Mundial de Medicina Dentária, 2011;2(4):367-370.

94. Sondhi A. Colagem indireta eficaz e eficiente: o método Sondhi. Sem in Orthod 2007; 13:43-57

95. Masatada et al. Quick IDBS: uma técnica de colagem indireta utilizando uma bandeja de transferência de bracket duplo de silicone. Seminários

em Ortodontia, 2007; 13:11-18

96. Balut, *et al:* Sistemas de ligação indireta digital: Uma nova onda. APOS Tendências em Ortodontia 2020; 10 (3)

97. Ciuffolo et al. Prototipagem rápida: Um novo método de preparação de moldeiras de colagem indireta. AJO, 2006.

98. Scuzzo G, Takemoto K: Invisible orthodontics: current concepts and solutions in lingual orthodontics. Alemanha, Quintessence

99. Fillion D Tratamento com fio reto lingual com o sistema Orapix. J Clin Orthod 2011; 45(9): 488-497.

100. Hiro T, De la Iglesia F, Puigdollers A. Técnica de ligação indireta em ortodontia lingual: o sistema HIRO. Prog Orthod 2008;9(2):34-55.

101. Silviageron. O dispositivo para braquetes linguais: Journal of clinical orthodontics: JCO · 1999;33 (8).

102. Didier fillion. Tratamento com fio reto lingual com o sistema Orapix JCO 2011,

103. Kothari J. Ortodontia lingual digital e personalizada: O próximo passo. J Indian Orthod 2016; 50:33-43.

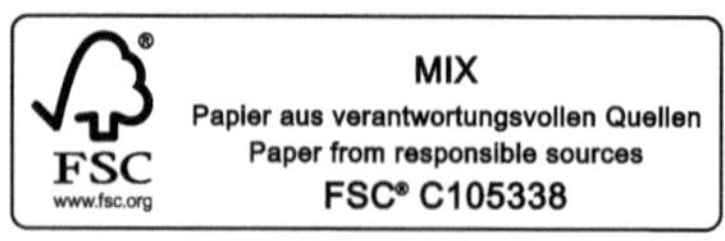

Printed by Books on Demand GmbH, Norderstedt / Germany